杨铁钢　夏　伟　腊贵晓　主编

常见中药材鉴别

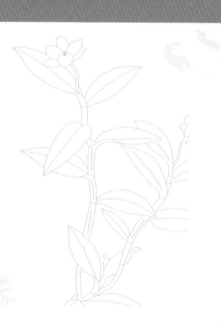

中原农民出版社

·郑州·

图书在版编目（CIP）数据

常见中药材鉴别 / 杨铁钢，夏伟，腊贵晓主编.—郑州：
中原农民出版社，2024.1
ISBN 978-7-5542-2816-6

Ⅰ.①常… Ⅱ.①杨…②夏…③腊… Ⅲ.①中药鉴定学–研究
Ⅳ.①R282.5

中国国家版本馆CIP数据核字（2023）第184066号

常见中药材鉴别
CHANGJIAN ZHONGYAOCAI JIANBIE

出 版 人：刘宏伟
策划编辑：刘培英
责任编辑：张茹冰
文字编辑：刘培英
责任校对：王艳红
责任印制：孙 瑞
装帧设计：杨 柳

出版发行：中原农民出版社
　　　　　地址：郑州市郑东新区祥盛街 27 号 7 层　　　邮编：450016
　　　　　电话：0371-65788677（编辑部）　　0371-65788199（营销部）
经　　销：全国新华书店
印　　刷：河南瑞之光印刷股份有限公司
开　　本：710 mm×1010 mm　1/16
印　　张：21
字　　数：322 千字
版　　次：2024 年 1 月第 1 版
印　　次：2024 年 1 月第 1 次印刷
定　　价：126.00 元

如发现印装质量问题，影响阅读，请与印刷公司联系调换。

内容提要

　　《常见中药材鉴别》一书全面系统地介绍了200多种常见中药材的别名、来源、性味归经、功效、产地、性状鉴别等,还精选了中药材及其饮片真伪的大量动物、植物基源的药材标本图片和局部鉴别特征图片,这些图片有较强的代表性和典型性。

　　本书可供中药材生产、经营、监督、检验、教学和科研等领域的广大中医药从业人员参考,也可供中医药爱好者阅览。

前　言

　　中医药是我国各族人民在生产实践和与疾病作斗争的过程中逐步形成并不断丰富发展的医学科学，是中华文明的瑰宝。2016 年，《国务院关于印发中医药发展战略规划纲要（2016—2030 年）的通知》（国发〔2016〕15 号）中明确指出："中医药作为我国独特的卫生资源、潜力巨大的经济资源、具有原创优势的科技资源、优秀的文化资源和重要的生态资源，在经济社会发展中发挥着重要作用。"中药材是中医药的物质基础，其质量直接关系到中医药产业的整体发展，关系到人民群众的健康和生命安全。近几年，随着市场需求的增长、资源供应的不足、价格暴涨、资本炒作等因素，在中药材市场上出现了以次充好、以假乱真、混杂品种等现象，严重扰乱了中医药市场，不仅严重危害到人民的健康安全，更给中医药发展传承敲响了警钟。

　　中药材真伪优劣问题自古有之，产生的主要原因有多种：

　　（1）误采：有些从业人员中药材鉴别知识缺乏，在采集、购销过程中把非正品当正品，假药就有了流通渠道。

　　（2）变质：变质的药材受多种因素影响，如采收、加工、炮制、贮藏、运输等，这些流程不规范有可能引起药材质地变化，导致其质量达不到药材规定的标准，成了假药或劣药。

　　（3）人为造假：一些药材供应商受经济利益的诱惑，以非药用部位充当药材或以劣品充当优质药材进行销售获取利润。常见的人为造假手段有直接造假、掺假、增重等，更有甚者将一些提取过有效成分的药材进行二次销售。

（4）民间习用：在民间或特定区域，习惯性地将一些未收入国家或地方药材标准的药材充当标准药材进行使用，按照规定，其应该被定义为假药，但随着标准的不断修正、补充，该类药材有可能未来会失去"假"的定义。

（5）同名异物：同名异物导致的混伪品常出现在市场流通中，相同的名字不同的药材，导致此种情况出现的原因依然与习称、习用有关。

为了明确中药材的真伪优劣，《中华人民共和国药品管理法》第九十八条对假药和劣药的定义作出了明确规定：

（1）假药：药品所含成分与国家药品标准规定的成分不符；以非药品冒充药品或者以他种药品冒充此种药品；变质的药品；药品所标明的适应证或者功能主治超出规定范围。

（2）劣药：药品成分的含量不符合国家药品标准；被污染的药品；未标明或者更改有效期的药品；未注明或者更改产品批号的药品；超过有效期的药品；擅自添加防腐剂、辅料的药品；其他不符合药品标准的药品。

禁止未取得药品批准证明文件生产、进口药品；禁止使用未按照规定审评、审批的原料药、包装材料和容器生产药品。

根据《中华人民共和国药品管理法》规定，作为药品之一的中药必须符合国家药品标准，才算得上"正品"，否则只能称为假药或者劣药。为了保障中药材的质量安全，《中华人民共和国刑法》第一百四十一条规定，对生产、销售、提供假药、劣药行为，司法机关根据其危害严重程度进行处罚。可见，中药材的真伪优劣不仅影响其药效，稍有不慎，还可能触犯国家的法律。

中药材鉴别是确定中药材真伪的必然路径。其实中药材真伪辨别，自古即为医家所重视。在我国已知最早的药物学专著《神农本草经》序录中就有"真伪陈新"的记载。清代郑奋杨在《伪药条辨》中也曾说：虽有良医而药肆多伪药，则良医仍无济于事，故良医良药，互相辅而行。可见，中药材鉴别对于保障中药材的质量、保证其药效至关重要。为了更直观地了解和掌握"正品""伪品"和"劣品"的差异，编者收集了近几年在中药材产地、集散地、交易市场等场所所发现的伪品、劣品药材，利用现代摄影技术对其进行拍照，并对照正品，归纳总结出鉴别要点，并以此为基础编写了《常见中药材鉴别》一书。希望本书的出版能够为中药材生产、经营、检验、教学和科研等领域的中医药从业人员提供一个直观的中药材鉴别的参考资料，也为中医药爱好者提供一个了解博大精深中医药的窗口。

本书在编写过程中得到了河南省农业科学院经济作物研究所、河南省农业科学院中药材研究所、河南中医药大学、淅川县中医院、郑州瑞龙制药股份有限公司、河南德圣堂药业有限公司等单位专家、学者的大力支持和帮助；为了提高本书的编写质量，还引用了相关专家学者发表的论著，在此一并致谢。

本书的出版得到了国家现代农业产业技术体系（CARS-21）、河南省现代农业产业技术体系（HARS-22-11-G2）、河南省农业科学院现代农业科技综合示范县等项目的基金支持，期待本书的出版能够为推动中药材产业的发展和提升整体技术水平贡献一份力量。

尽管在本书编撰过程中，每一位作者均兢兢业业、认真负责，但囿于精力和水平，再加上中药材种类繁多，不足和遗漏之处难免，敬请读者批评指正。

编委会

2023 年 4 月

目　录

阿胶

【别名】盆覆胶、驴皮胶、傅致胶。

【来源】本品为马科动物驴 *Equus asinus* L. 的干燥皮或鲜皮经煎煮、浓缩制成的固体胶。

【性味归经】甘，平。归肺、肝、肾经。

【功效】补血滋阴，润燥，止血。

【产地】主产于山东、浙江。以山东东阿产者最为著名，浙江产量最大。上海、北京、天津、武汉、沈阳等地亦产。

【性状鉴别】

　　阿胶：正品；呈长方形块、方形块或丁状；棕色至黑褐色，有光泽；质硬而脆，断面光亮；碎片对光照视时呈棕色半透明状；气微，味微甘。

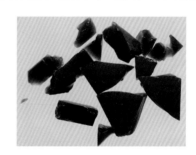

阿胶　　　　　　　　　　　　　　　阿胶碎片

　　龟甲胶：阿胶伪品；呈长方形或方形的扁块或丁状；深褐色；质硬而脆，断面光亮；碎片对光照视时呈半透明状；气微腥，味淡。

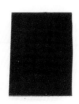

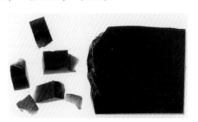

龟甲胶　　　　　　　　　　　　　　龟甲胶碎片

鹿角胶：阿胶伪品；呈扁方形块或丁状；黄棕色或红棕色，半透明，有的上部有黄白色泡沫层；质脆，易碎，断面光亮；气微，味微甜。

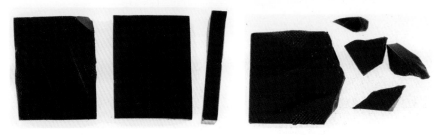

鹿角胶　　　　　　　　　　　鹿角胶碎片

注：对于胶类药材，仅凭肉眼鉴别其真伪是非常困难的，须由现代检测机构进行专业检测。

阿魏

【别名】熏渠、魏去疾、哈昔泥、五彩魏、臭阿魏、细叶阿魏等。

【来源】本品为伞形科植物新疆阿魏 *Ferula sinkiangensis* K. M. Shen 或阜康阿魏 *Ferula fukanensis* K. M. Shen 的树脂。

【性味归经】苦、辛，温。归脾、胃经。

【功效】消积，化癥，散痞，杀虫。

【产地】新疆阿魏主产于新疆伊宁，阜康阿魏主产于新疆阜康等地。

【性状鉴别】

阿魏：正品；呈不规则的块状和脂膏状；颜色深浅不一，表面蜡黄色至棕黄色；新采集的阿魏，断面乳白色或浅黄棕色，或有红棕色交错纹理；质如脂膏状物，硬度如白蜡；具有强烈而持久的大蒜样臭气，味辛辣，嚼之有灼烧感。

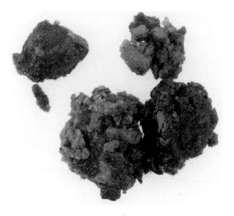

阿魏

人工合成阿魏：阿魏伪品；呈不规则块状、圆柱形；表面黄白色至黄棕色；断面颜色与表面颜色基本一致，不具有正品的特征；质地较疏松，手捻易碎；不具有正品特殊的大蒜样臭气，闻之仅具有葱蒜样气味，但不强烈。

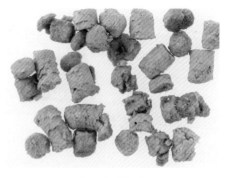

人工合成阿魏

八角茴香

【别名】大茴香、八角、大料、八角珠等。

【来源】本品为木兰科植物八角茴香 *Illicium verum* Hook. f. 的干燥成熟果实。

【性味归经】辛，温。归肝、肾、脾、胃经。

【功效】温阳散寒，理气止痛。

【产地】主产于广东、广西、贵州、云南等地。

【性状鉴别】

八角茴香：正品；果实多为 8 个蓇葖果集成的聚合果，放射状排列于中轴上；果实基部中央有一钩状弯曲的果柄，常脱落；单蓇葖果呈小艇形，表面红棕色，顶端鸟喙状，上缘开裂；具特殊香气且浓郁而强烈，味辛、甜。

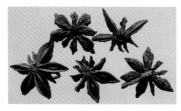 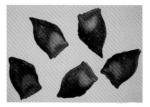

八角茴香   八角茴香分果

野八角：八角茴香伪品；单一蓇葖果呈不规则广锥形，先端长渐尖，略弯曲呈长喙状，喙长 3~7 mm，果序直径一般较八角茴香大；由蓇葖果 10~14 枚组成聚合果，放射状排列，果皮较薄，单瓣果实的前端长而渐尖、略弯曲；棕灰色或灰褐色；气味弱而特殊，味淡，有麻舌感。

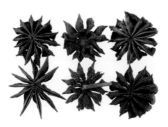 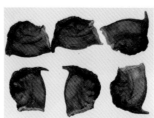

野八角   野八角分果

巴豆

【**别名**】毒鱼子、巴仁、巴果、刚子、江子、老阳子等。

【**来源**】本品为大戟科植物巴豆 *Croton tiglium* L. 的干燥成熟果实。

【**性味归经**】辛，热；有大毒。归胃、大肠经。

【**功效**】外用蚀疮。

【**产地**】主产于广西、云南、贵州、四川等地。

【**性状鉴别**】

　　巴豆：正品；呈卵圆形，表面灰黄色或稍深，粗糙，有纵线6条，顶端平截，基部有果梗痕；气微，味辛辣。

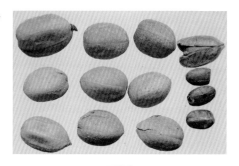

巴豆

　　巴豆劣品：一般而言，巴豆并无伪品，劣品主要是由于贮藏不当导致巴豆内部发生霉变；内部变质的巴豆，其外壳有时不会霉变，但大部分情况下外壳颜色会加深。所以说外表光鲜的巴豆不一定合格，要剥开检查内部有无霉变。

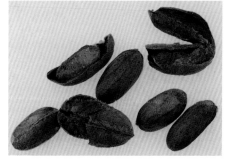

巴豆劣品

白扁豆

【别名】扁豆、藊豆、南扁豆、蛾眉豆、眉豆等。

【来源】本品为豆科草本植物扁豆 *Dolichos lablab* L. 的干燥成熟种子。

【性味归经】甘，微温。归脾、胃经。

【功效】健脾化湿，和中消暑。

【产地】主产于江苏、河南、安徽、浙江等地。

【性状鉴别】

　　白扁豆：正品；种阜隆起，有黑眉；饱满，一般长 8~13 mm，宽 6~9 mm，厚约 7 mm；与种阜相对面呈弧线。

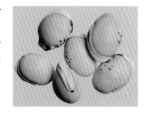

白扁豆

　　白扁豆（东南亚产）：白扁豆伪品；种阜隆起，但无黑眉；饱满，大小同白扁豆。

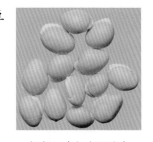

白扁豆（东南亚产）

　　白扁豆（缅甸产）：白扁豆伪品；种阜隆起，无黑眉；稍大而扁；与种阜相对面呈钝三角形。

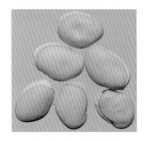

白扁豆（缅甸产）

白花蛇舌草

【别名】蛇舌草、蛇脷草、蛇针草等。

【来源】本品为茜草科植物白花蛇舌草 *Oldenlandia diffusa* （Willd） Roxb. 的干燥全草。

【性味归经】微苦、甘，寒。归胃、大肠、小肠经。

【功效】清热，利湿，解毒，通淋，抗癌。

【产地】产于河南、江西、广东、广西、安徽、湖南等地，其中河南、江西为主产地。

【性状鉴别】

白花蛇舌草：正品；果实直径 2~3mm，在节上单生或对生，每个果梗1枚果实。

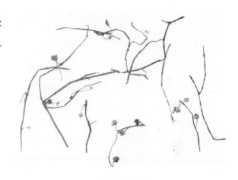

白花蛇舌草

水线草：白花蛇舌草伪品；果实直径1.5~2mm，节上1个果梗，其上再分2~5个小果梗，每个果梗1枚果实。

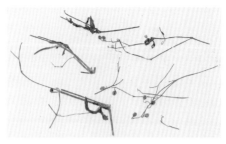

水线草

7

白及

【别名】白芨、连及草、甘根等。

【来源】本品为兰科植物白及 *Bletilla striata*（Thunb.）Reichb. f. 的干燥块茎。

【性味归经】苦、甘、涩，微寒。归肺、肝、胃经。

【功效】收敛止血，消肿生肌。

【产地】产于贵州、四川、湖南、湖北、安徽、河南、浙江、云南、甘肃、陕西等地，其中贵州、云南为主产地。

【性状鉴别】

　　白及：正品；有爪，多有2~3个爪状分枝；有数圈同心环节，颜色较深；气微，味苦，嚼之黏牙。

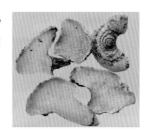

白及

　　水白及：白及伪品；有2~3个爪状分枝，但较白及不明显；1~2个同心环节，颜色较浅；味苦，嚼之黏牙。

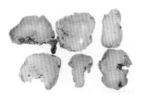

水白及

　　白及伪品：基源不明；一般无分枝；无或极少同心环节；气微，味苦、辛。

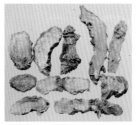

白及伪品

白芍

【别名】金芍药、白芍药。

【来源】本品为毛茛科植物芍药 *Paeonia lactiflora* Pall. 的干燥根。

【性味归经】苦、酸，微寒。归肝、脾经。

【功效】养血调经，敛阴止汗，柔肝止痛，平抑肝阳。

【产地】产于安徽、四川、陕西、浙江、河南等地，其中安徽亳州为主产地。浙江为白芍的道地药材产地，所产白芍称为杭白芍。

【性状鉴别】

　　白芍：正品；表面淡棕红色或类白色；切面棕红色或类白色，形成层环明显；可见稍隆起，呈放射状排列的筋脉纹。

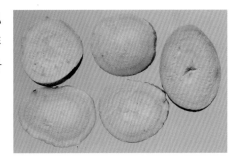

白芍

　　草芍药：白芍伪品；表面黄棕色，皮部窄，切面外侧棕褐色，木部淡黄色至黄色，有放射状纹理。

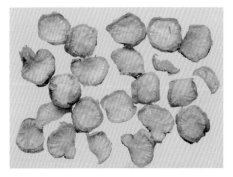

草芍药

9

白术

【别名】于术、冬白术、浙术、山蓟、山精。

【来源】本品为菊科植物白术 *Atractylodes macrocephala* Koidz. 的干燥根茎。

【性味归经】苦、甘、温。归脾、胃经。

【功效】健脾益气，燥湿利水，止汗，安胎。

【产地】产于安徽、浙江、湖北、湖南、河南、河北、四川、重庆等地，其中安徽亳州、河北安国、浙江为主产地。

【性状鉴别】

白术：正品；有云头（白术根茎顶端下陷的圆盘状茎基或芽痕，与下端稍粗部分表面的较大瘤状突起形成的云朵状）；切面黄白色至淡棕色，有棕黄色的点状油室；质地松散，有裂隙；有黏牙感。

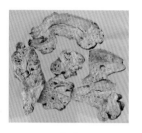

白术

生晒术：白术伪品；有云头；切面黄棕色，有较明显的褐色油室；质地紧密；无黏牙感。

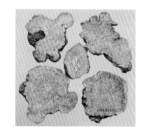

生晒术

白术劣品：有云头；切面深棕色，油室有明显油状物外溢；质地松散，有裂隙；有黏牙感。

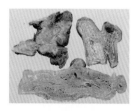

白术劣品

白头翁

【**别名**】老翁花、白头公、野丈人、胡王使者等。

【**来源**】本品为毛茛科植物白头翁 *Pulsatilla chinensis*（Bge.）Regel 的干燥根。

【**性味归经**】苦，寒。归胃、大肠经。

【**功效**】清热解毒，凉血止痢。

【**产地**】产于黑龙江、吉林、辽宁、内蒙古、河北等地。

【**性状鉴别**】

白头翁：正品；皮部可见环状裂隙；木部放射状纹理由木射线和裂隙组成；质地较松散，裂隙明显。

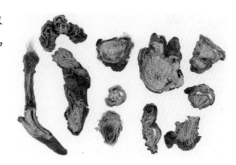

白头翁

大火草根：白头翁伪品；皮部无环状裂隙；木部有放射状纹理，但无木纹和裂隙；质地较紧密。

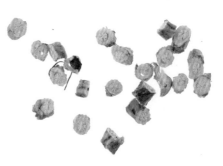

大火草根

白薇

【别名】老龙角、老瓜瓢根、婆婆针线包等。

【来源】本品为萝藦科植物白薇 *Cynanchum atratum* Bge. 或蔓生白薇 *Cynanchum versicolor* Bge. 的干燥根和根茎。

【性味归经】苦、咸，寒。归胃、肝、肾经。

【功效】清热凉血，利尿通淋，解毒疗疮。

【产地】产于全国各地，其中山东、辽宁、安徽为主产地。

【性状鉴别】

白薇：正品；根茎略呈结节状；根茎上有圆形凹陷的茎痕；断面平坦，皮部黄白色，中央有一个浅黄色细木心。

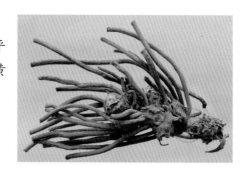

白薇

老瓜头：白薇伪品；根茎不明显，其上有多数芽及地上茎残基；茎中空，表面带紫色，有明显的主根；木部黄色。

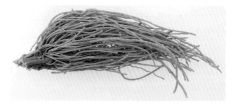

老瓜头

白鲜皮

【别名】白藓皮、八股牛、羊鲜草、北鲜皮等。

【来源】本品为芸香科植物白鲜 *Dictamnus dasycarpus* Turcz. 的干燥根皮。

【性味归经】苦，寒。归脾、胃、膀胱经。

【功效】清热燥湿，祛风解毒。

【产地】产于黄河以北地区，其中黑龙江、辽宁、吉林及内蒙古东部为主产地。

【性状鉴别】

白鲜皮：正品；呈卷筒状；表面常有突起的颗粒状小点；断面呈放射状排列；有羊膻气。

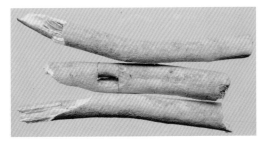

白鲜皮

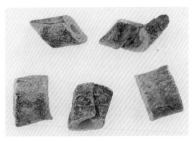

白鲜皮饮片

白鲜皮劣品：多见粗皮未除干净；未抽去木心。

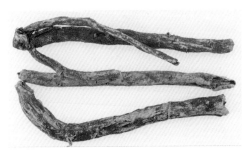

白鲜皮劣品

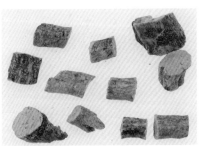

白鲜皮饮片劣品

百部

【别名】百条根、百部草、闹虱药、药虱药等。

【来源】本品为百部科植物直立百部 *Stemona sessilifolia*（Miq.）Miq.、蔓生百部 *Stemona japonica*（Bl.）Miq. 或对叶百部 *Stemona tuberosa* Lour. 的干燥块根。

【性味归经】甘、苦，微温。归肺经。

【功效】润肺下气止咳，杀虫灭虱。

【产地】国内产于广西、贵州、云南、湖北、四川、重庆等地，国外产于越南、缅甸、老挝等地。其中广西百色、贵州、云南及越南为主产地。

【性状鉴别】

百部（直立百部）：正品之一；直径 0.5～1.0 cm；表面有不规则深纵沟；断面中柱较大，不具有较硬的白圈。

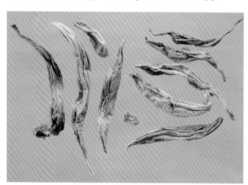
百部（直立百部）

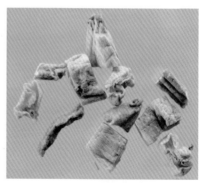
百部（直立百部）饮片

百部（对叶百部）：正品之一；直径 0.8~2 cm；表面有不规则深纵沟，饮片外缘起伏明显；断面中柱较大，且中柱外缘有一圈较硬的白圈。

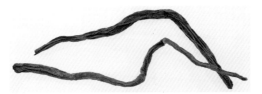

百部（对叶百部）

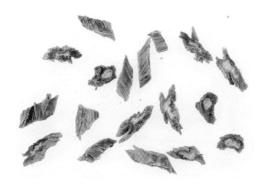

百部（对叶百部）饮片

滇百部：百部伪品；直径 0.2~0.6 cm；表面平滑；断面具中柱，较小，黄白色。

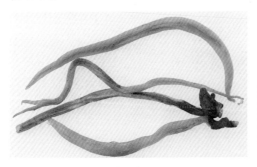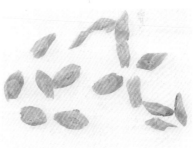

滇百部　　　　　　　　　　　　滇百部饮片

百合

【**别名**】番韭、重迈、中庭、蒜脑薯等。

【**来源**】本品为百合科植物卷丹 *Lilium lancifolium* Thunb.、百合 *Lilium brownii* F. E. Brown var. *viridulum* Baker 或细叶百合 *Lilium pumilum* DC. 的干燥肉质鳞叶。

【**性味归经**】甘，寒。归心、肺经。

【**功效**】养阴润肺，清心安神。

【**产地**】产于全国大部分地区，其中安徽霍山、湖南龙山为主产地。

【**性状鉴别**】

百合：正品之一；呈长椭圆形；半透明状；中部厚、边缘薄，呈微波状；嚼之初味淡，后味苦。

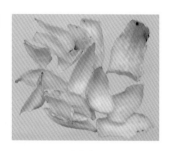

百合

百合（龙牙百合）：正品之一；多呈长椭圆形或狭长椭圆形；米黄色；质地较厚，角质，半透明；嚼之初味淡，后味苦。

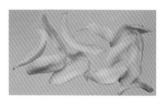

百合（龙牙百合）

食用百合（兰州百合）：百合伪品；呈长椭圆形；质薄，半透明；口味淡而微甘，无苦味。

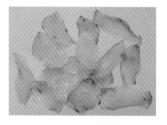

食用百合（兰州百合）

柏子仁

【别名】柏子、柏实、柏仁、侧柏子。

【来源】本品为柏科植物侧柏 *Platycladus orientalis*（L.）Franco 的干燥成熟种仁。

【性味归经】甘，平。归心、肾、大肠经。

【功效】养心安神，润肠通便，止汗。

【产地】产于全国大部分地区，其中山东、江苏等为主产地。

【性状鉴别】

　　柏子仁：正品；呈长卵形或长椭圆形；外包膜质内种皮；顶端有深褐色的小点（小黑点）；味淡。

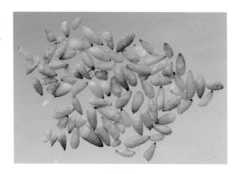

柏子仁

　　亚麻仁：柏子仁伪品；呈扁卵形；外无膜质内种皮；顶端无深褐色的小点（小黑点）；气微，有豆腥味。

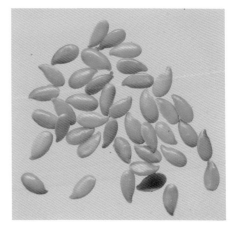

亚麻仁

17

板蓝根

【别名】北板蓝根、靛青根、蓝靛根。

【来源】本品为十字花科植物菘蓝 *Isatis indigotica* Fort. 的干燥根。

【性味归经】苦，寒。归心、胃经。

【功效】清热解毒，凉血利咽。

【产地】产于甘肃、黑龙江、河南、陕西、河北、安徽等地，其中甘肃、黑龙江为主产地。

【性状鉴别】

板蓝根正品与板蓝根劣品：两者都是板蓝根；根据《中华人民共和国药典》（2020年版 一部）规定，主要鉴别点在"金井玉栏"。符合标准的正品皮部黄白色，木部黄色，对比明显；而劣品皮部灰棕色或棕褐色，与黄白色相比差异明显。

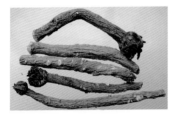

板蓝根

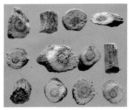

板蓝根饮片

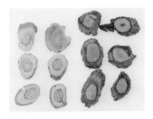

板蓝根正品与劣品
（左正品，右劣品）

南板蓝根：板蓝根伪品；药材粗细不一，表面灰棕色，多有分枝，多数须根；断面不平坦，皮部蓝灰色，木部蓝色至淡黄褐色。

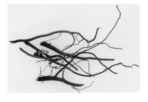

南板蓝根

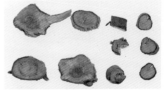

南板蓝根饮片

半夏

【别名】三叶半夏、三步跳、麻玉果、地珠半夏等。

【来源】本品为天南星科植物半夏 *Pinellia ternata*（Thunb.）Breit. 的干燥块茎。

【性味归经】辛、温；有毒。归脾、胃、肺经。

【功效】燥湿化痰，降逆止呕，消痞散结。

【产地】主产于湖北、贵州、甘肃、山东、湖南、云南、河北等地。

【性状鉴别】

　　半夏：正品；多呈类球形；茎痕多不对称，为偏心性；茎痕周围有密集麻点状根痕；茎痕约占半夏上部直径的 1/3 以上。

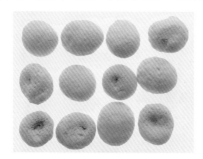

半夏　　　　　　　　　　　　半夏切片

　　水半夏：半夏伪品；多呈圆锥形；上端有突起的叶痕或芽痕；叶痕或芽痕周围无明显麻点状根痕。

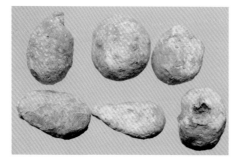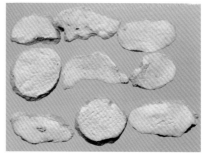

水半夏　　　　　　　　　　　　水半夏切片

天南星：半夏伪品；多呈扁圆形；顶端有凹陷的茎痕，周围有麻点状根痕；茎痕约占上部直径的 1/2 以上。

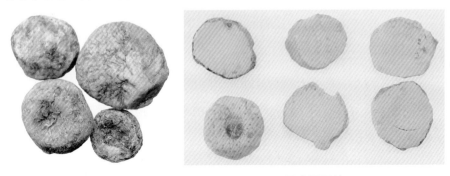

天南星　　　　　　　　　　天南星切片

虎掌南星：半夏伪品；多呈扁圆形；每一块茎中心均有一茎痕；边缘周围多有多个子块茎；茎痕周围有麻点状根痕；切面平坦，为白色至黄棕色，粉性；切面可见点状筋脉点。

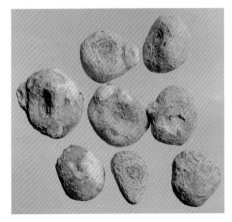

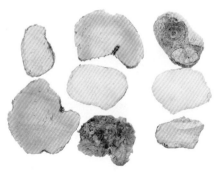

虎掌南星　　　　　　　　　虎掌南星切片

薄荷

【别名】苏薄荷、仁丹草、野薄荷等。

【来源】本品为唇形科植物薄荷 *Mentha haplocalyx* Briq. 的干燥地上部分。

【性味归经】辛，凉。归肺、肝经。

【功效】疏散风热，清利头目，利咽，透疹，疏肝行气。

【产地】产于全国各地，其中江苏、安徽、河南、四川为主产地。

【性状鉴别】

　　薄荷：正品；茎棱处有茸毛；叶上下表面均被茸毛；轮伞花序腋生，无花梗或有花梗；揉搓后具明显辛凉气味。

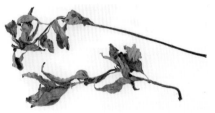

薄荷	薄荷饮片

　　留兰香：薄荷伪品；茎叶表面均无毛；顶生穗状花序，有花梗；揉搓后有辛凉气味，但没有薄荷浓烈。

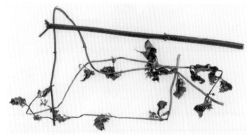

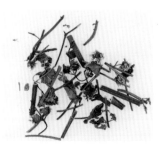

留兰香	留兰香饮片

　　薄荷劣品：主要是含叶量问题，《中华人民共和国药典》（2020年版一部）规定，薄荷含叶量不得少于30%，薄荷劣品含叶量非常低或无叶。

北刘寄奴

【别名】铃茵陈、金钟茵陈等。

【来源】本品为玄参科植物阴行草 *Siphonostegia chinensis* Benth. 的干燥全草。

【性味归经】苦，寒。归脾、胃、肝、胆经。

【功效】活血祛瘀，通经止痛，凉血止血，清热利湿。

【产地】主产于河南桐柏、河北赤城等地。

【性状鉴别】

北刘寄奴：正品；不规则段，茎圆柱形，有棱，被短毛；切面黄白色，中空或有白色髓；花萼呈长筒状，黄棕色至黑棕色，有明显10条纵棱，先端5裂；蒴果呈狭卵状椭圆形，较萼稍短，棕黑色；气微，味淡。

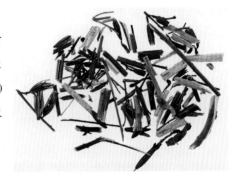

北刘寄奴

刘寄奴：北刘寄奴伪品；不规则段，茎圆柱形，被白色细毛；切面黄白色，中央有白色疏松髓；头状花序，瘦果有纵棱；气芳香。

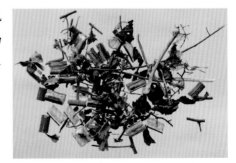

刘寄奴

荜澄茄

【别名】澄茄、毕澄茄、毗陵茄子、澄茄子。

【来源】本品为樟科植物山鸡椒 *Litsea cubeba*（Lour.）Pers. 的干燥成熟果实。

【性味归经】辛，温。归脾、胃、肾、膀胱经。

【功效】温中散寒，行气止痛。

【产地】主产于广东、广西、浙江、四川、福建等地。

【性状鉴别】

荜澄茄：正品；呈类球形；表面有网状皱纹；基部偶有宿萼和细果梗；除去外皮可见硬脆的果核，光滑并有一隆起的横纹；气芳香，味稍辣且微苦。

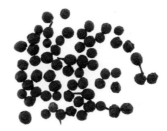

荜澄茄

樟树子：荜澄茄伪品；呈类球形；表面皱缩不平，有光泽；基部偶有宿萼和细果梗；除去外皮可见硬脆的果核，果核具褐色隆起小点组成的网状纹理，并有一隆起的横纹；气芳香，味稍辣。

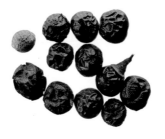

樟树子

荜澄茄劣品：主要是陈货，外果皮多脱落，只见果核；闻之无香气，尝之无辛辣味。

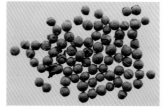

荜澄茄劣品

补骨脂

【别名】破故纸、婆固脂、胡韭子等。

【来源】本品为豆科植物补骨脂 *Psoralea corylifolia* L. 的干燥成熟果实。

【性味归经】辛、苦、温。归肾、脾经。

【功效】温肾助阳，纳气平喘，温脾止泻；外用消风祛斑。

【产地】主产于河南、四川、安徽、陕西等地。

【性状鉴别】

补骨脂：正品；呈肾形或近肾形，略扁；表面多为黑色，具细微网状皱纹；顶端圆钝，有一小突起，凹侧有果梗痕；气味较浓，略有辛味，微苦。

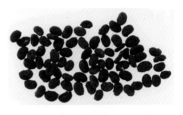

补骨脂

曼陀罗子：补骨脂伪品；呈扁肾形，两面略凹；表面黑色，有网状纹理；气味非常淡，味辛辣，有毒。

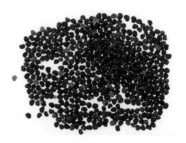

曼陀罗子

毛曼陀罗子：补骨脂伪品；呈扁肾形，两面略凹，近边缘有一圈波状环；表面淡褐色或黄褐色，有毒。

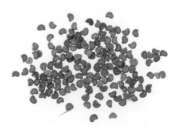

毛曼陀罗子

苍术

【**别名**】赤术、青术、仙术等。

【**来源**】本品为菊科植物茅苍术 *Atractylodes lancea*（Thunb.）DC. 或北苍术 *Atractylodes chinensis*（DC.）Koidz. 的干燥根茎。

【**性味归经**】辛、苦，温。归脾、胃、肝经。

【**功效**】燥湿健脾，祛风散寒，明目。

【**产地**】茅苍术主产于江苏句容；北苍术主产于河北、山西、陕西、内蒙古等地，且为市场主流商品。

【**性状鉴别**】

苍术（茅苍术）：正品之一；呈不规则连珠状或结节状圆柱形；表面灰棕色；质坚实，断面散有多数橙黄色或棕红色油室；切面或断面暴露稍久，可见白色细针状结晶析出；气香浓都。

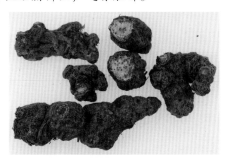

苍术（茅苍术）

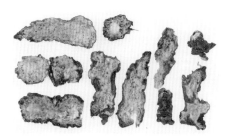

苍术（茅苍术）饮片

苍术（北苍术）：正品之一；呈疙瘩块状或结节状圆柱形；表面黑棕色；质较疏松，断面散有黄棕色油室，但数量较茅苍术少，无白色细针状结晶析出；香气较淡。

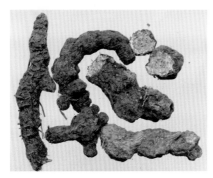 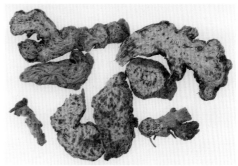

苍术（北苍术）　　　　　　　　　苍术（北苍术）饮片

关苍术：苍术伪品；外形与苍术类似，呈结节状圆柱形；但质地松散，断面或切面无或有极稀疏黄棕色油室；气味弱。

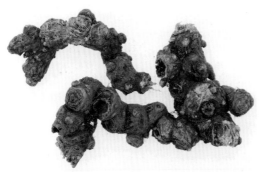 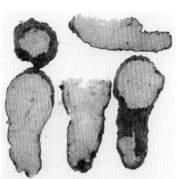

关苍术　　　　　　　　　　　关苍术饮片

草豆蔻

【别名】大草蔻、偶子、草蔻仁、草蔻等。

【来源】本品为姜科植物草豆蔻 *Alpinia katsumadai* Hayata 的干燥近成熟种子。

【性味归经】辛，温。归脾、胃经。

【功效】燥湿行气，温中止呕。

【产地】主产于广东、海南、云南等地。

【性状鉴别】

草豆蔻：正品；种子团直径较大，分成3瓣，每瓣有种子30~80枚；种子团比云南草蔻较松散一些；种子为卵圆形多面体，种脊有一条纵沟。

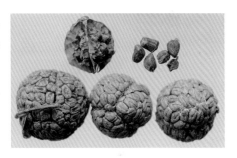

草豆蔻

云南草蔻：草豆蔻伪品；种子团直径较小，分成3瓣，每瓣仅有种子9~16枚；种子团较草豆蔻更加紧密，表面略粗糙；种子为锥状四面体。

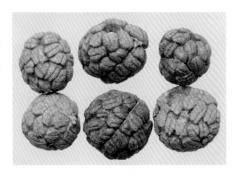

云南草蔻

侧柏叶

【别名】柏叶、扁柏、丛柏叶。

【来源】本品为柏科植物侧柏 *Platycladus orientalis*（L.）Franco 的干燥枝梢和叶。

【性味归经】苦、涩，寒。归肺、肝、脾经。

【功效】凉血止血，化痰止咳，生发乌发。

【产地】产于全国各地，其中河南、河北、安徽、山东等为主产地。

【性状鉴别】

侧柏叶：正品；黄绿色；具扁平的小枝，互生的鳞叶；双手触摸无刺手感。

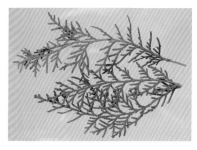 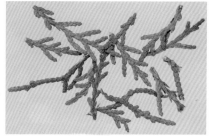

侧柏叶　　　　　　　　　　　　侧柏叶小枝

龙柏：侧柏叶伪品；深绿色；鳞叶外观上有翘起的刺状叶，用手触之有刺手感。

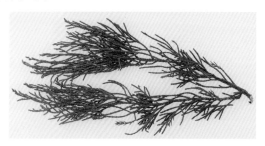 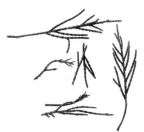

龙柏　　　　　　　　　　　　龙柏小枝

柴胡

【别名】红柴胡、南柴胡、地熏、山菜、柴草等。

【来源】本品为伞形科植物狭叶柴胡 *Bupleurum scorzonerifolium* Willd. 或柴胡 *Bupleurum chinense* DC. 的干燥根。按性状不同分别习称"南柴胡"和"北柴胡"。

【性味归经】辛、苦，微寒。归肝、胆、肺经。

【功效】疏散退热，疏肝解郁，升举阳气。

【产地】狭叶柴胡（南柴胡）主产于江苏、湖北、四川；柴胡（北柴胡）主产于辽宁、甘肃、河北、河南等地。

【性状鉴别】

　　狭叶柴胡（南柴胡）：正品之一；根较细，下部无分枝，靠近根头部多有细密环纹；头部常有密集纤维状叶基；表面红棕色或黑棕色；断面或切面不显纤维性，木部放射状明显；质软易折断；有败油气。

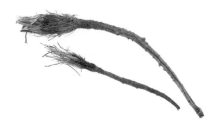

狭叶柴胡（南柴胡）

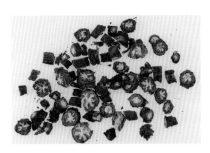

狭叶柴胡（南柴胡）饮片

柴胡（北柴胡）：正品之一；根头膨大，下部常有分枝；外皮极薄，木质部范围大，有多个同心环排列；断面显纤维性；质硬而韧，不易折断；气微香，味微苦。

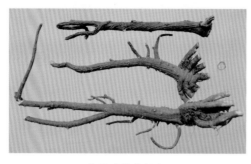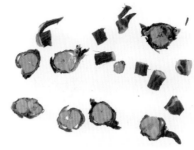

柴胡（北柴胡）　　　　　　　　　柴胡（北柴胡）饮片

藏柴胡：柴胡伪品；学名窄竹叶柴胡；根细长，呈圆锥形，多不分枝或少分枝，近根头有1~3茎基；茎基上有密集环节；断面或切面皮部厚，并呈黑棕色环；气浓郁；久嚼微具辛辣味，有刺喉感。

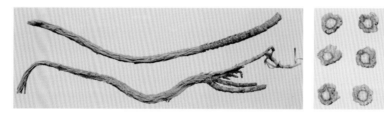

藏柴胡　　　　　　　　　　　　　藏柴胡饮片

锥叶柴胡：柴胡伪品；根呈长圆锥形，根头膨大，残留众多粗细不一的茎基和棕黑色毛刷状纤维；根多不分枝或少分枝；表面黑褐色或略带红棕色；断面或切面不显纤维性，木部放射状明显，呈"菊花心"样；略具败油气，嚼之味微甜，有胡萝卜味。

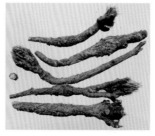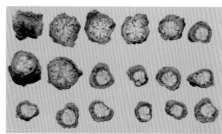

锥叶柴胡　　　　　　　　　　　　锥叶柴胡饮片

柴胡根茎：柴胡伪品；市场上柴胡药材中常见掺杂有非药用部位的柴胡根茎，根茎鉴别点明显，其有髓。

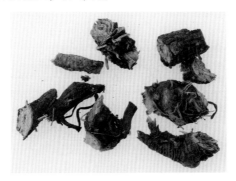

柴胡根茎

蝉蜕

【别名】蝉退、蝉壳、知了皮、蝉衣等。

【来源】本品为蝉科昆虫黑蚱 *Cryptotympana pustulata* Fabricius 的若虫羽化时脱落的皮壳。

【性味归经】甘，寒。归肺、肝经。

【功效】疏散风热，利咽，透疹，明目退翳，解痉。

【产地】主产于山东临沂、河南洛阳、安徽阜阳、河北邯郸等地。

【性状鉴别】

蝉蜕：正品；个头较大，长约3.5 cm，宽约2 cm；表面黄棕色，半透明，有光泽；腹部与胸部连接处无明显收腰；尾部钝尖。

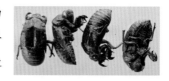

蝉蜕

小蝉蜕：蝉蜕伪品；个头较小，长约2.5 cm，宽约1.5 cm；表面浅黄色或浅褐色，颜色鲜亮；腹部与胸部连接处有明显收腰；尾部尖刺。

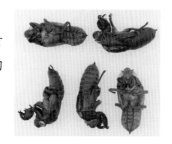

小蝉蜕

红娘虫蜕：蝉蜕伪品；个头小，长约2.0 cm，宽约0.7 cm；腹部有明显黑色环纹；尾部尖刺。

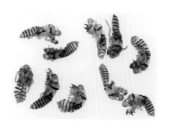

红娘虫蜕

车前子

【别名】车前实、虾蟆衣子、猪耳朵穗子。

【来源】本品为车前科植物车前 *Plantago asiatica* L. 或平车前 *Plantago depressa* Willd. 的干燥成熟种子。

【性味归经】甘，寒。归肝、肾、肺、小肠经。

【功效】清热利尿通淋，渗湿止泻，明目，祛痰。

【产地】产于全国大部分地区，其中江西吉安、四川德阳为栽培主产地，东北地区为野生资源主产地。

【性状鉴别】

车前子：正品；呈椭圆形、不规则长圆形或三角状长圆形，略扁，常有 2~5 个角；长约 2mm，宽约 1mm；表面黄棕色至黑褐色，一面有灰白色凹点状种脐；遇水有黏滑感；气微，味淡。

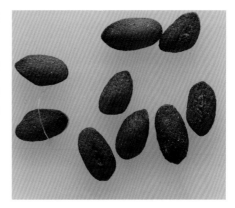

车前子

裂叶荆芥果实：车前子伪品；呈三棱柱状椭圆形，长约 3mm，宽约 1mm；表面黄棕色至棕黑色，一端有细小的黄白色果柄痕；有荆芥样气味。

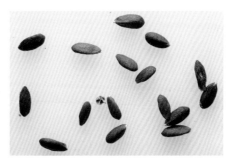

裂叶荆芥果实

南葶苈子：车前子伪品；种子呈长圆形而略扁，长约1mm，宽约0.5mm；外表棕色，一端钝圆，另一端近截形；遇水有黏滑感；气微，味微辛、苦。

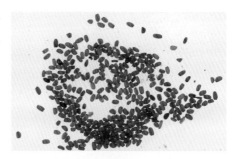

南葶苈子

地肤种子：车前子伪品；种子呈扁卵形，长约1mm，黑褐色；气微，味微苦。

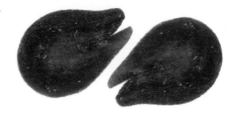

地肤种子

柴胡果实：车前子伪品；双悬果，呈广椭圆形，棕色，两侧略扁，长约3mm，宽约2mm；棱狭翼状，淡棕色。

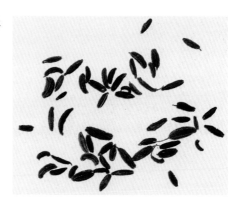

柴胡果实

沉香

【别名】土沉香、女儿香、栈香、海南沉香、莞香。

【来源】本品为瑞香科植物白木香 *Aquilaria sinensis*（Lour.）Gilg 含有树脂的木材。

【性味归经】辛、苦，微温。归脾、胃、肾经。

【功效】行气止痛，温中止呕，纳气平喘。

【产地】主产于广西北流、广东化州等地。

【性状鉴别】

沉香：正品；有黑褐色树脂和黄白色木部相间的斑纹；质地较重，可沉于水或半沉于水；火试燃之有浓烟，香气强烈。

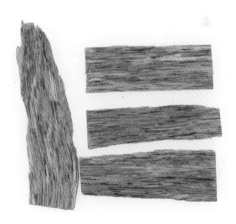

沉香

沉香劣品：无黑褐色树脂和黄白色木部相间的斑纹；质地轻，不能沉于水；火试下有浓烟，香气较淡。

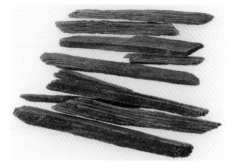

沉香劣品

35

赤芍

【别名】赤芍药、红芍药、木芍药等。

【来源】本品为毛茛科植物芍药 *Paeonia lactiflora* Pall. 或川赤芍 *Paeonia veitchii* Lynch 的干燥根。

【性味归经】苦，微寒。归肝经。

【功效】清热凉血，散瘀止痛。

【产地】产于内蒙古、河北、四川、甘肃、山西、辽宁等地。

【性状鉴别】

赤芍：正品；呈圆柱形，稍弯曲，长 5~40 cm，直径 0.5~3 cm。表面粗糙，有纵沟和皱纹，并有须根痕和横长的皮孔样突起；饮片呈圆形切片，切面粉白色或粉红色，皮部窄，木部放射状纹理明显，有的有裂隙。

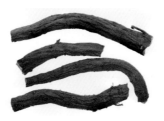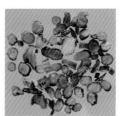

| 赤芍 | 赤芍切片 |

草芍药：赤芍伪品；本品呈长短不等的圆柱形或类纺锤形，偶见顶端有凹穴状茎痕，根直径 0.5~2 cm。表面棕褐色，可见横向皮孔及须根痕。质脆，易断，断面黄白色，具粉性，皮部窄，木部呈淡黄色至黄色放射状纹理。

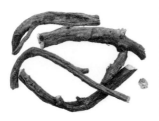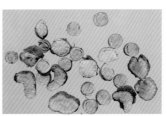

| 草芍药 | 草芍药饮片 |

赤小豆

【别名】赤豆、红小豆、朱小豆、小豆、红豆、朱赤豆、米赤豆等。

【来源】本品为豆科植物赤小豆 *Vigna umbellata* Ohwi et Ohashi 或赤豆 *Vigna angularis* Ohwi et Ohashi 的干燥成熟种子。

【性味归经】甘、酸，平。归心、小肠经。

【功效】利水消肿，解毒排脓。

【产地】主产于吉林、河北、陕西、山东、安徽、江苏、浙江、江西、广东、云南等地。

【性状鉴别】

赤小豆：正品之一；呈长圆形而稍扁；表面紫红色，微有光泽，一侧有线形突起的种脐，约为全长的 2/3，中间凹陷成纵沟；另一侧有 1 条不明显的棱脊。

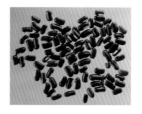

赤小豆

赤豆：正品之一；呈短圆柱形，两端较平截或钝圆；表面暗棕红色，有光泽，种脐不突起。

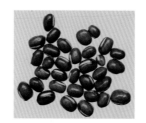

赤豆

相思子：赤小豆伪品；呈椭圆形或类球形；一端约 2/3 为赤红色，另一端约 1/3 为黑色；种脐白色，呈椭圆形凹陷，位于黑色端侧面；有光泽。

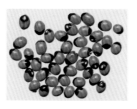

相思子

茺蔚子

【别名】益母草子、苦草子、小胡麻。

【来源】本品为唇形科植物益母草 *Leonurus japonicus* Houtt. 的干燥成熟果实。

【性味归经】辛、苦，微寒。归心包、肝经。

【功效】活血调经，清肝明目。

【产地】产于全国大部分地区，其中河南、湖北、河北和内蒙古为主产地。

【性状鉴别】

茺蔚子：正品；呈三棱形，长2~3 mm，宽约1.5 mm；表面灰棕色至灰褐色，有深色斑点；一端稍宽，平截状，另一端渐窄而钝尖；气微，味苦。

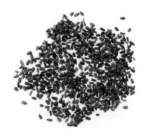

茺蔚子

藿香子：茺蔚子伪品；表面褐色，呈卵状长圆形，长约1.8 mm，宽约1.1 mm；腹面具棱，先端具短硬毛，有淡淡的香味。

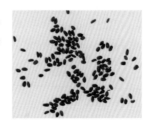

藿香子

夏至草子：茺蔚子伪品；果实呈长卵形，长约1.5 mm，褐色，有鳞粃；气微，味苦。

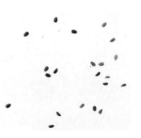

夏至草子

重楼

【别名】蚤休、七叶一枝花、独脚莲。

【来源】本品为百合科植物云南重楼 *Paris polyphylla* Smith var. *yunnanensis*（Franch.）Hand. –Mazz. 或七叶一枝花 *Paris polyphylla* Smith var. *chinensis*（Franch.） Hara 的干燥根茎。

【性味归经】苦，微寒；有小毒。归肝经。

【功效】清热解毒，消肿止痛，凉肝定惊。

【产地】产于四川、云南、贵州、湖北、江西、浙江等地，其中四川、云南为主产地。

【性状鉴别】

重楼：正品；呈结节状扁圆柱形；表面黄棕色或灰棕色；一面结节明显，另一面有疏生的须根或疣状须根痕；质地坚实，切面白色至浅棕色，粉性或角质；味苦，嚼之有麻舌感，无特殊气味。

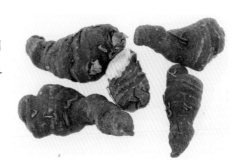

重楼

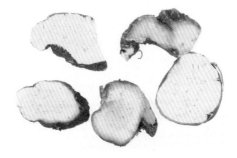

重楼饮片

头顶一颗珠：重楼伪品；圆柱形；表面暗褐色，无明显环节；表面须根痕明显，切面黄白色至淡黄棕色，粉性；味微甘。

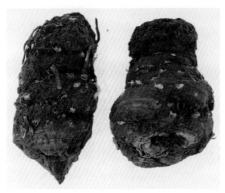

头顶一颗珠

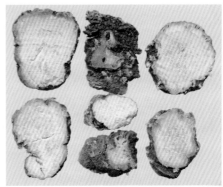

头顶一颗珠饮片

蜘蛛香：重楼伪品；呈圆柱形，略扁，稍弯曲；表面颜色深，多为暗棕色或灰褐色，有紧密隆起的环节和突起的点状根痕；气特异，味微苦、辛。

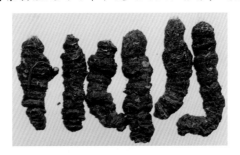

蜘蛛香

40

川贝母

【别名】川贝、贝母等。

【来源】本品为百合科植物川贝母 *Fritillaria cirrhosa* D. Don、暗紫贝母 *Fritillaria unibracteata* Hsiao et K. C. Hsia、甘肃贝母 *Fritillaria przewalskii* Maxim.、梭砂贝母 *Fritillaria delavayi* Franch.、太白贝母 *Fritillaria. taipaiensis* P. Y. Li 或瓦布贝母 *Fritillaria unibracteata* Hsiao et K. C. Hsia var. *wabuensis*（S. Y. Tang et S. C. Yue）Z.D.Liu，S. Wang et S. C.Chen 的干燥鳞茎。

【性味归经】苦、甘，微寒。归肺、心经。

【功效】清热润肺，化痰止咳，散结消痈。

【产地】产于四川、西藏、青海、甘肃、云南等地，其中四川为主产地。

【性状鉴别】

　　川贝母（松贝）：正品之一；呈"怀中抱月"特点，鳞叶大瓣与小瓣高度几乎相等，环抱平滑；呈圆锥形，底部平，能放置不倒。

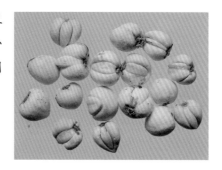

川贝母（松贝）

　　川贝母（青贝）：正品之一；侧看开口，有两瓣鳞叶一高一低；两瓣鳞叶大小相近，呈半弧式或扭曲环抱式。

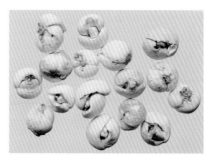

川贝母（青贝）

浙贝母：川贝母伪品；浙贝母小个者有部分形如"怀中抱月"，但大小瓣高度不等，小瓣占据范围较大；整体形状呈长椭圆形，不能放置不倒。

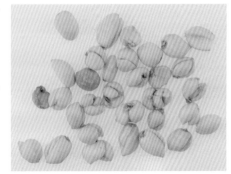

浙贝母

平贝母：川贝母伪品；形似松贝，但大瓣与小瓣不等高，且环抱畸形，不平滑；不能放置不倒。

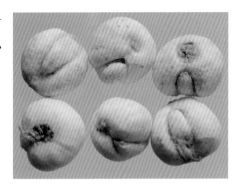

平贝母

皖贝母：川贝母伪品；小个者形似松贝，但大瓣与小瓣近等高或不等高，且环抱畸形，不平滑；不能放置不倒。

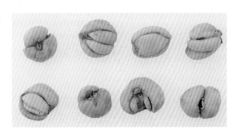

皖贝母

川楝子

【别名】金铃子、川楝实、楝实等。

【来源】本品为楝科植物川楝 *Melia toosendan* Sieb. et Zucc. 的干燥成熟果实。

【性味归经】苦，寒；有小毒。归肝、小肠、膀胱经。

【功效】疏肝泻热，行气止痛，杀虫。

【产地】产于四川、贵州、云南、湖北、广西、甘肃、河南等地，其中四川产量最大。

【性状鉴别】

川楝子：正品；呈类球形，直径较大，2~3.2 cm；表面金黄色至棕黄色，少有凹陷或皱缩，具深棕色小点；果肉松软，呈淡黄色，遇水润湿显黏性；果核呈球形或卵圆形。

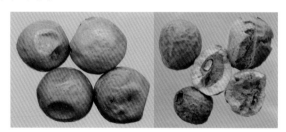

川楝子

苦楝子：川楝子伪品；呈椭圆形，果实较小，直径1~2 cm；表面暗黄色，多皱缩；果核呈长椭圆形。

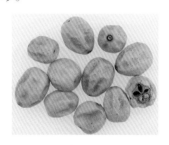

苦楝子

川牛膝

【别名】拐牛膝、肉牛膝、甜牛膝、大牛膝等。

【来源】本品为苋科植物川牛膝 *Cyathula officinalis* Kuan 的干燥根。

【性味归经】甘、微苦，平。归肝、肾经。

【功效】逐瘀通经，通利关节，利尿通淋。

【产地】产于四川乐山、雅安等地，其中四川乐山为主产地。

【性状鉴别】

　　川牛膝：正品；呈近圆柱形；表面黄棕色或灰褐色；切面浅黄色至棕黄色，可见多数排列成数轮同心环的黄色点状维管束；气微，味甜。

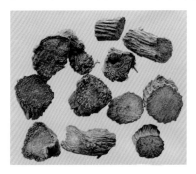

川牛膝

　　麻牛膝：川牛膝伪品；呈类圆形或不规则段；表面棕黄色或深褐色，有纵皱纹；断面微带棕红色，中柱异常维管束排列紧密且较多；在根中段排列8~9圈；味苦、涩，而略具麻味。

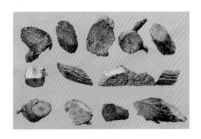

麻牛膝

牛蒡根：川牛膝伪品；呈椭圆形、类圆形的厚片；表面灰黄色、黄褐色，具纵向沟纹和横向突起的皮孔；质坚硬，略肉质；断面黄白色；气微，味微甜。

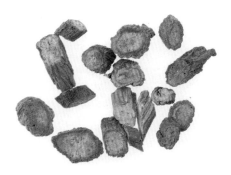

牛蒡根

土木香细根：川牛膝伪品；呈类圆形或不规则形片；外表皮黄棕色至暗棕色，可见纵皱纹和纵沟；切面灰褐色至暗褐色，有放射状纹理及散在褐色油点，中间有棕色环纹；气微香，味苦、辛。

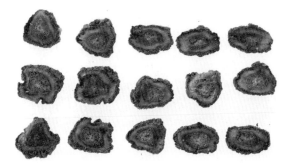

土木香细根

川乌

【别名】乌头、乌喙、毒公等。

【来源】本品为毛茛科植物乌头 *Aconitum carmichaelii* Debx. 的干燥母根。

【性味归经】辛、苦，热；有大毒。归心、肝、肾、脾经。

【功效】祛风除湿，温经止痛。

【产地】主产于四川、陕西、云南等地。

【性状鉴别】

　　川乌：正品；呈不规则的圆锥形，中部多向一侧膨大；顶端常有残茎或茎痕；皱缩，有小瘤状侧根及子根脱离后的痕迹；断面类白色或浅灰黄色，形成层环纹呈多角形。

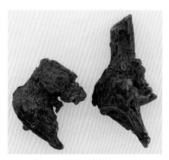

| 川乌 | 川乌片 |

　　附子：川乌伪品；呈圆锥形，饱满；顶端有凹陷的芽痕，周围有瘤状突起的支根或支根痕。

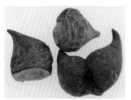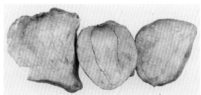

| 附子 | 附子片 |

制川乌

【别名】无。

【来源】本品为川乌的炮制加工品。

【性味归经】辛、苦，热；有毒。归心、肝、肾、脾经。

【功效】祛风除湿，温经止痛。

【产地】产于四川江油、平武，陕西城固、户县、汉中，重庆奉节等地。

【性状鉴别】

制川乌：正品；为不规则或长三角形的片；上大下小；可见茎痕。

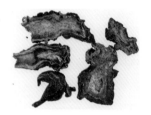

制川乌

黑顺片：制川乌伪品；又称黑附子，市场上常见一种全身发黑的黑顺片，饱满，褶皱不明显；上大下小；无茎痕。

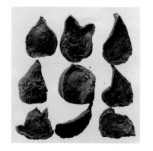

黑顺片

制草乌：制川乌伪品；整体瘪瘦，褶皱明显；有茎痕；主根上下区别较制川乌不明显。

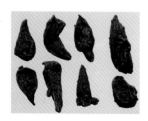

制草乌

川芎

【别名】芎䓖、香果、胡䓖、小叶川芎等。

【来源】本品为伞形科植物川芎 *Ligusticum chuanxiong* Hort. 的干燥根茎。

【性味归经】辛，温。归肝、胆、心包经。

【功效】活血行气，祛风止痛。

【产地】产于四川、河北等地，其中四川彭州、什邡、彭山、都江堰等为主产地。

【性状鉴别】

川芎：正品；色泽鲜亮；切面黄白色或灰黄色；散有黄棕色油室，可见波状形成层；气浓香。

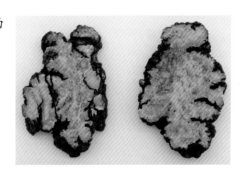

川芎

川芎（提取过有效成分）：川芎伪品；质地干枯，色泽灰暗；断面油室几乎不可见，无香味。

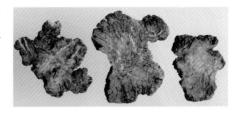

川芎（提取过有效成分）

刺五加

【别名】刺拐棒、坎拐棒子、一百针等。

【来源】本品为五加科植物刺五加 *Acanthopanax senticosus*（Rupr. et Maxim.）Harms 的干燥根和根茎或茎。

【性味归经】辛、微苦，温。归脾、肾、心经。

【功效】益气健脾，补肾安神。

【产地】产于辽宁、吉林、黑龙江、内蒙古、河北、北京、山西、河南等地，其中黑龙江为主产地。

【性状鉴别】

刺五加：正品；外皮易剥落，剥落处闻之有明显香气，脱落处有棕白相间纤维；切面木部用水擦拭，可见类白色放射状纹理。

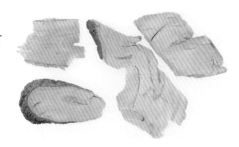

刺五加

红毛刺五加：刺五加伪品；质地松泡，茎上棘刺密集。

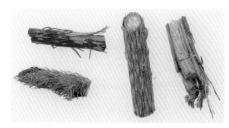

红毛刺五加

大黄

【别名】将军、川军、锦文、锦纹、雅黄等。

【来源】本品为蓼科植物掌叶大黄 *Rheum palmatum* L.、唐古特大黄 *Rheum tanguticum* Maxim. ex Balf. 或药用大黄 *Rheum officinale* Baill. 的干燥根和根茎。

【性味归经】苦，寒。归脾、胃、大肠、肝、心包经。

【功效】泻下攻积，清热泻火，凉血解毒，逐瘀通经，利湿退黄。

【产地】产于西藏、青海、四川、甘肃、贵州、云南、湖北等地，其中甘肃礼县、宕昌，四川甘孜，湖北利川等为主产地。

【性状鉴别】

　　大黄（掌叶大黄）：正品之一；根茎部分星点明显，且多排列成至少 2 个及 2 个以上的环。

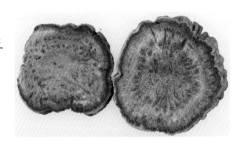

大黄（掌叶大黄）

　　大黄（唐古特大黄）：正品之一；与其他正品大黄区别明显，主要表现在药材质地和颜色上。其质地较松，木部发达，具放射状纹理，断面红棕色，锦纹明显。

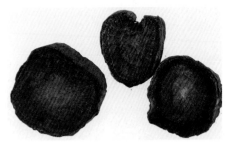

大黄（唐古特大黄）

大黄（药用大黄）：正品之一；根茎切面星点明显，但星点在髓部散在分布。

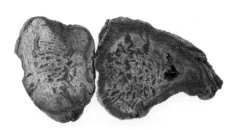

大黄（药用大黄）

土大黄：大黄伪品；质坚硬，难折断，断面呈黄色，可见表面凹陷的深沟条纹，无星点。

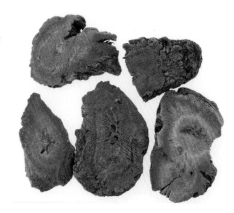

土大黄

河套大黄：大黄伪品；呈类圆形、不规则厚片，表面黄褐色至暗黄棕色；未除皮者呈灰褐色，具深沟纹及横向皮孔；质坚实；断面淡黄棕色至暗棕色，无星点。

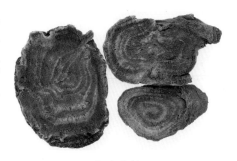

河套大黄

华北大黄：大黄伪品；质坚而轻，断面无星点，无横纹，但有细密而直的红棕色射线。

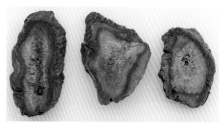

华北大黄

大蓟

【别名】大刺儿菜、大刺盖、虎蓟、山萝卜、刺萝卜等。

【来源】本品为菊科植物蓟 *Cirsium japonicum* Fisch. ex DC. 的干燥地上部分。

【性味归经】甘、苦，凉。归心、肝经。

【功效】凉血止血，散瘀解毒，消痈。

【产地】产于全国大部分地区，主产于江苏、浙江、四川等地。

【性状鉴别】

大蓟：正品；茎呈圆柱形，有数条纵棱，被丝状毛；断面灰白色，髓部疏松或中空；叶多破碎，有白色的毛，边缘有众多黄白色硬刺；头状花序顶生，羽状冠毛灰白色。

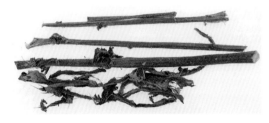
大蓟

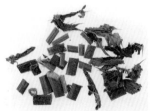
大蓟饮片

小蓟：大蓟伪品；茎呈圆柱形，表面具纵棱及白色柔毛，纵棱较大蓟少；断面中空；叶互生，齿尖具针刺，较短，茎表面被白色柔毛；头状花序单个或数个顶生；花紫红色。

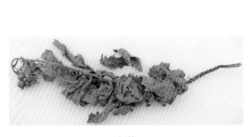
小蓟

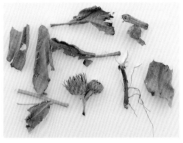
小蓟饮片

魁蓟: 大蓟伪品; 整体外观与大蓟相似, 民间常把魁蓟当大蓟使用。主要区别在于其茎粗, 叶大, 头状花序直径大, 总苞呈针刺状。

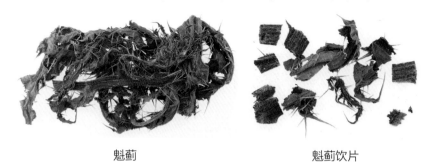

魁蓟   魁蓟饮片

大青叶

【别名】蓝靛叶、大青。

【来源】本品为十字花科植物菘蓝 *Isatis indigotica* Fort. 的干燥叶。

【性味归经】苦，寒。归心、胃经。

【功效】清热解毒，凉血消斑。

【产地】产于甘肃、黑龙江、河南、陕西、河北、安徽、贵州等地，其中甘肃、黑龙江为主产地。

【性状鉴别】

　　大青叶：正品；叶脉黄棕色，有纵皱纹；叶片揉碎有特异气味，与十字花科萝卜或白菜的干叶气味相同。

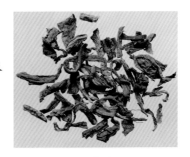

大青叶

　　蓼大青叶：大青叶伪品；主要区别在于蓼大青叶有膜质托叶鞘；叶片为蓝绿色或黑蓝色；气微弱，味淡、微苦。

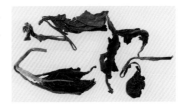

蓼大青叶

　　大青叶劣品：因贮藏不当导致的大青叶虫蛀严重。

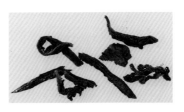

大青叶劣品

大枣

【别名】枣、红枣。

【来源】本品为鼠李科植物枣 *Ziziphus jujuba* Mill. 的干燥成熟果实。

【性味归经】甘，温。归脾、胃、心经。

【功效】补中益气，养血安神。

【产地】产于新疆、山东、山西、甘肃、河北、青海、河南等地，其中新疆和田、若羌等为主产地。

【性状鉴别】

大枣：正品；表面为具有光泽感的暗红色；肉质柔软；掰开能闻到特异甜味。

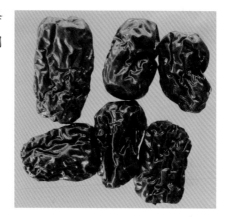

大枣

沙枣：大枣伪品；表面黄色、黄白色或黄棕色；果肉疏松，有弹性；掰开气微，无明显甜味。

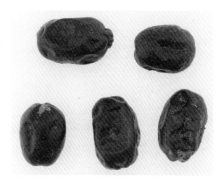

沙枣

代代花

【别名】枳壳花、酸橙花、玳玳橘、回青橙、回春橙等。

【来源】本品为芸香科植物代代花 *Citrus aurantium* L. var. *amara* Engl. 的干燥花蕾。

【性味归经】甘、微苦，平。归脾、胃经。

【功效】理气、宽胸、开胃。

【产地】产于我国南部各地，其中江苏、浙江为主产地。

【性状鉴别】

代代花：正品；花蕾最宽处在花的上部，较为膨大，花表面纵纹较多，花梗上下粗细一致，雌蕊较长，可见柱头盘状。

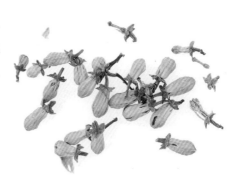

代代花

佛手花：代代花伪品；花蕾最宽处在花的中部，花朵表面多无纵纹，花梗上粗下细，雌蕊短，似五指捏合状。

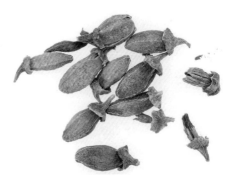

佛手花

丹参

【别名】红根、大红袍、野苏子根、血生根。

【来源】本品为唇形科植物丹参 *Salvia miltiorrhiza* Bge. 的干燥根和根茎。

【性味归经】苦，微寒。归心、肝经。

【功效】活血祛瘀，通经止痛，清心除烦，凉血消痈。

【产地】产于山东、山西、河北、安徽、四川、河南等地，其中山东平邑、河北安国、安徽亳州、四川中江等为主产地。

【性状鉴别】

　　丹参：正品；市场上的丹参主要以栽培品为主，栽培的丹参皮部呈淡棕色至黑褐色；木部灰黄色或紫褐色，并有黄白色放射状纹理。

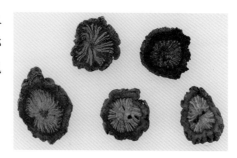

丹参

　　紫丹参：丹参伪品；质地疏松，多有裂隙；皮部棕褐色或浅棕色，木部黄白色且多形成环。

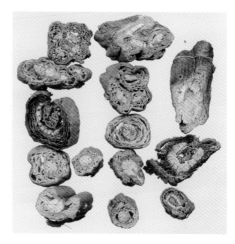

紫丹参

当归

【别名】岷归、秦归、云归、马尾当归、岷当归。

【来源】本品为伞形科植物当归 *Angelica sinensis*（Oliv.）Diels 的干燥根。

【性味归经】甘、辛，温。归肝、心、脾经。

【功效】补血活血，调经止痛，润肠通便。

【产地】产于甘肃、云南、四川、陕西等地，其中甘肃岷县、武都、漳县等为主产地。

【性状鉴别】

　　当归：正品；身短，支根3~5条或更多；有时可见紫色或黄绿色的茎和叶鞘残基；质柔软，有浓郁的香气。

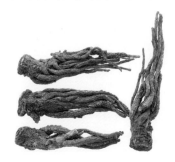

当归

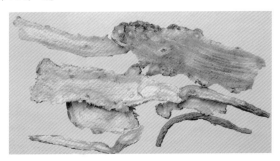

当归饮片

　　欧当归：当归伪品；身长，支根2~3条且较粗；可见白色叶柄残基；质柔软，贮藏稍久则变得干脆，有香气但气微。

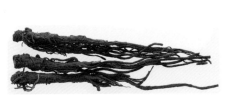

欧当归

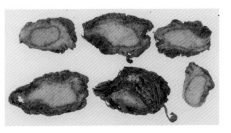

欧当归饮片

独活： 当归伪品；主根有环纹，有多列环状叶柄痕，中央为凹陷的茎痕；质地坚硬；闻之有特殊的味道，尝之先苦辛而后麻辣。

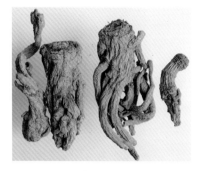 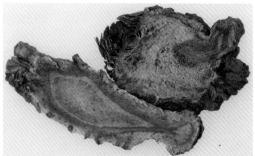

独活   独活饮片

党参

【**别名**】潞党参、上党参、台党参、野党参。

【**来源**】本品为桔梗科植物党参 *Codonopsis pilosula*（Franch.）Nannf.、素花党参 *Codonopsis pilosula* Nannf. var. *modesta*（Nannf.）L. T. Shen 或川党参 *Codonopsis tangshen* Oliv. 的干燥根。

【**性味归经**】甘，平。归脾、肺经。

【**功效**】健脾益肺，养血生津。

【**产地**】产于甘肃、湖北、山西、四川等地，其中甘肃岷县、渭源、陇西、西和、文县，湖北恩施等为主产地。

【**性状鉴别**】

党参：正品；皮部淡棕黄色至黄棕色，木部淡黄色至黄色；有特殊香气。

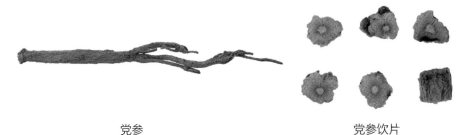

党参   党参饮片

党参劣品：皮部深褐色，或因贮藏不当导致泛油。

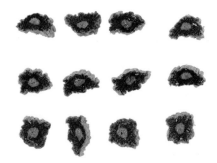

党参劣品

60

地枫皮

【别名】枫榔、矮顶香、追地风、钻地枫。

【来源】本品为木兰科植物地枫皮 *Illicium difengpi* K. I. B. et K. I. M. 的干燥树皮。

【性味归经】微辛、涩，温；有小毒。归膀胱、肾经。

【功效】祛风除湿，行气止痛。

【产地】产于广西西南部、云南东南部等地，其中广西西南部为主产地。

【性状鉴别】

地枫皮与地枫皮劣品： 正品与劣品主要区别在厚度；《中华人民共和国药典》（2020 年版　一部）规定，正品厚度为 0.2~0.3 cm。常见地枫皮劣品主要是树皮厚度超出了规定的范围；另外，正品地枫皮有特异香气，老树皮或陈货常无气味。

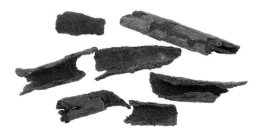

地枫皮

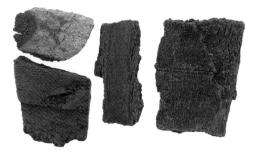

地枫皮劣品

地骨皮

【别名】红耳坠根、狗奶子根皮、狗地芽皮。

【来源】本品为茄科植物枸杞 *Lycium chinense* Mill. 或宁夏枸杞 *Lycium barbarum* L. 的干燥根皮。

【性味归经】甘，寒。归肺、肝、肾经。

【功效】凉血除蒸，清肺降火。

【产地】产于甘肃、山西、河北、陕西等地，其中甘肃为主产地。

【性状鉴别】

　　地骨皮：正品；具有较厚且松散的外皮，易成鳞片状剥落；内表面黄白色至灰黄色，断面外层黄棕色、内层灰白色；嚼之先甜后苦。

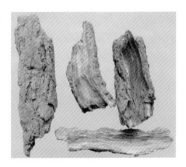

地骨皮

　　鹅绒藤：地骨皮伪品；外皮平滑；常见未抽芯者，抽芯后皮部质地坚硬，断面黄色；嚼之有砂粒感，味淡。

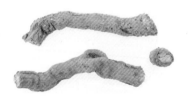

鹅绒藤

　　香加皮：地骨皮伪品；栓皮松软，常呈鳞片状，易剥落；内表面淡黄色或淡黄棕色，较平滑，有细纵纹，断面黄白色；有特异的香气，味苦。

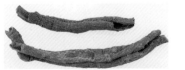

香加皮

62

丁香

【别名】丁子香、支解香、瘦香娇、雄丁香、公丁香。

【来源】本品为桃金娘科植物丁香 *Eugenia caryophyllata* Thunb. 的干燥花蕾。

【性味归经】辛，温。归脾、胃、肺、肾经。

【功效】温中降逆，补肾助阳。

【产地】主产于马来西亚、印度尼西亚及东非沿岸国家，其中桑给巴尔产量最大，质量佳。

【性状鉴别】

丁香：正品；呈研棒状；上部 4 枚萼片，十字排列；气芳香浓烈，嚼之味辛辣并有麻舌感。

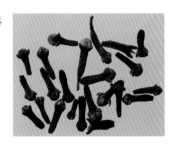

丁香

母丁香：丁香伪品；以果实入药，呈卵圆形或长椭圆形；顶端有 4 个宿存萼片向内弯曲成钩状；气香，味麻辣。

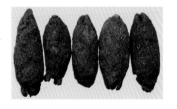

母丁香

肉桂子：丁香伪品；呈倒圆锥形，形似丁香，宿萼，杯形；宿萼内有未成熟的椭圆形或类圆形果实；有肉桂特异香气。

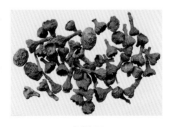

肉桂子

冬虫夏草

【别名】虫草、冬虫草。

【来源】本品为麦角菌科真菌冬虫夏草菌 *Cordyceps sinensis*（BerK.）Sacc. 寄生在蝙蝠蛾科昆虫幼虫上的子座和幼虫尸体的干燥复合体。

【性味归经】甘，平。归肺、肾经。

【功效】补肾益肺，止血化痰。

【产地】产于西藏、四川、青海等地，其中西藏那曲、四川阿坝、青海玉树等为主产地。

【性状鉴别】

　　冬虫夏草（野生）：正品之一；有 20~30 个环纹，多呈"三窄一宽"；近头部环纹较密，没有明显渐细表现；虫体颜色稍暗，体形均匀；子座较长，有渐进膨大或细化的趋势。

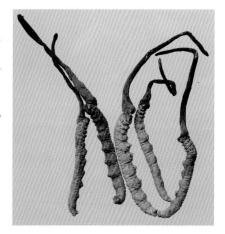

冬虫夏草（野生）

　　冬虫夏草（人工培育）：正品之一；有 20~30 个环纹，多呈"三窄一宽"；近头部环纹较密，有明显渐细表现；颜色较为鲜亮；虫体较肥硕，子座较短。

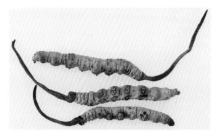

冬虫夏草（人工培育）

亚香棒虫草：冬虫夏草伪品；环纹密，多杂乱；子座多无渐变趋势；子座多由头部正中间发出，不呈现包头，且头部与冬虫夏草差异明显。

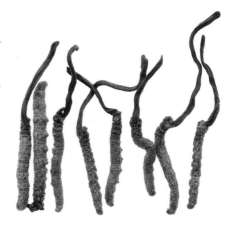

亚香棒虫草

冬虫夏草伪品：基源不明；子座与头部多平截发出，虫体较小，有环纹，"三窄一宽"不明显。

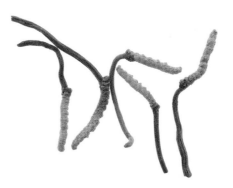

冬虫夏草伪品

塑料虫草：冬虫夏草伪品；有明显的压制痕迹，有很好的弹性，不易折断。

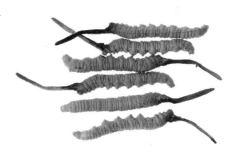

塑料虫草

草食蚕：冬虫夏草伪品；植物药材，有环纹但不呈现"三窄一宽"，无子座，无足、头等。

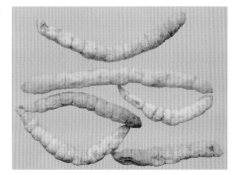

草食蚕

　　冬虫夏草劣品：与正品的主要区别是劣品有霉斑或有竹签拼接现象。

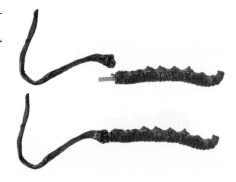

冬虫夏草劣品

冬瓜皮

【别名】白瓜皮、白东瓜皮。

【来源】本品为葫芦科植物冬瓜 *Benincasa hispida*（Thunb.）Cogn. 的干燥外层果皮。

【性味归经】甘，凉。归脾、小肠经。

【功效】利尿消肿。

【产地】产于全国各地，其中以山东、江苏、河南、河北、浙江、湖北等地产量最大。

【性状鉴别】

冬瓜皮：正品；表面灰绿色或黄白色，被有白霜；内表面较粗糙，有的可见筋脉状维管束。

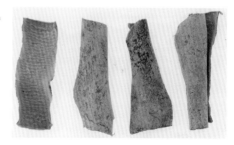

冬瓜皮

冬瓜皮劣品：主要是陈货；表面颜色已褪去，变成灰白色，内侧干枯。

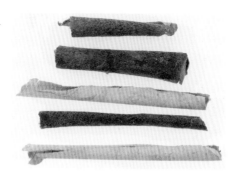

冬瓜皮劣品

豆蔻

【别名】多骨、壳蔻、白蔻、圆豆蔻、扣米。

【来源】本品为姜科植物白豆蔻 *Amomum kravanh* Pierre ex Gagnep. 或爪哇白豆蔻 *Amomum compactum* Soland ex Maton 的干燥成熟果实。

【性味归经】辛，温。归肺、脾、胃经。

【功效】化湿行气，温中止呕，开胃消食。

【产地】产于柬埔寨、泰国、越南、缅甸等地的称为"原豆蔻"；印度尼西亚主产的称为"印尼豆蔻"。在我国海南及云南南部部分地区也有引种栽培。

【性状鉴别】

豆蔻：正品；呈类球形；表面黄白色至淡黄棕色，有3条较深的纵向槽纹，将果实分成3棱；上下两端有茸毛；气芳香，味辛凉略似樟脑。

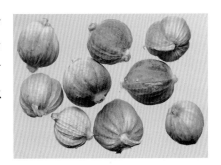

豆蔻

肉豆蔻：豆蔻伪品；呈卵圆形或椭圆形；表面灰棕色或灰黄色，通体有浅色纵行沟纹和不规则网状沟纹；种脊呈纵沟状，连接两端；断面有棕黄色相杂的大理石样花纹，富油性；气香浓烈，味辛。

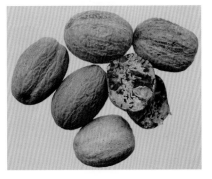

肉豆蔻

草豆蔻：豆蔻伪品；呈类球形的种子团；中间有黄白色的隔膜，将种子团分成3瓣，种子粘连紧密，种子团略光滑；种子为卵圆状多面体，种脊为一条纵沟；气香，味辛、微苦。

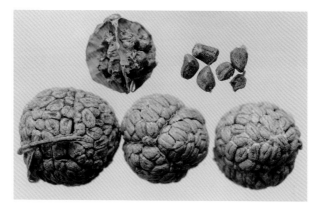

草豆蔻

红豆蔻：豆蔻伪品；呈长球形，中部略细；表面红棕色或暗红色，顶端有黄白色管状宿萼；气香，味辛辣。

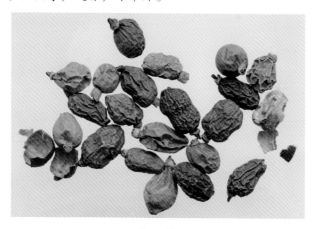

红豆蔻

独活

【别名】香独活、资丘独活、巴东独活、川独活、肉独活等。

【来源】本品为伞形科植物重齿毛当归 *Angelica pubescens* Maxim. f. *biserrata* Shan et Yuan 的干燥根。

【性味归经】辛、苦，微温。归肾、膀胱经。

【功效】祛风除湿，通痹止痛。

【产地】产于湖北、四川、重庆、甘肃等地，其中湖北为主产地。

【性状鉴别】

独活：正品；顶端圆平，有密集的环状茎叶残基或下陷的茎痕；质坚硬，断面皮部灰白色，木质部颜色稍深，有裂隙，形成层环棕色，韧皮部可见呈环形排列数周的黄棕色至棕色的小油点（分泌腔）；有特异香气，味苦、辛，微麻舌。

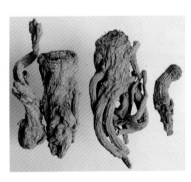

独活

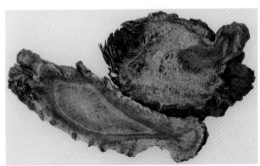

独活饮片

70

独活伪品：市场上常见的一种基源不明的独活伪品，质地疏松，木质部较宽，形成层环棕色，可见棕色小油点（分泌腔）；气微香，味稍甘而辛辣。

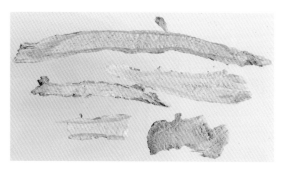

独活伪品饮片

独活劣品：独活因贮藏太久或不当导致泛油，断面颜色变为深褐色。

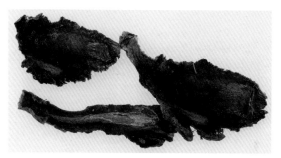

独活劣品

杜仲

【别名】思仙、丝楝树皮、丝棉皮、扯丝皮等。

【来源】本品为杜仲科植物杜仲 *Eucommia ulmoides* Oliv. 的干燥树皮。

【性味归经】甘，温。归肝、肾经。

【功效】补肝肾，强筋骨，安胎。

【产地】主产于湖北、四川、贵州、云南、陕西等地。

【性状鉴别】

杜仲：正品；未去粗皮可见明显的棱形皮孔；内表面暗紫色，光滑；质脆，易折断，断面有细密、银白色、富弹性的橡胶丝相连。

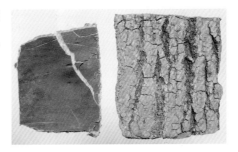

杜仲

杜仲藤：杜仲劣品；外皮有纵皱纹，稍粗糙；皮孔不明显，刮去栓皮显红棕色；内表面有细纵纹；易折断，断面有白色橡胶丝相连，但橡胶丝量较少。

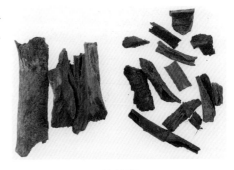

杜仲藤

防风

【别名】旁风、茴芸、茴草、百枝、山芹菜根等。

【来源】本品为伞形科植物防风 *Saposhnikovia divaricata*（Turcz.）Schischk. 的干燥根。

【性味归经】辛、甘，微温。归膀胱、肝、脾经。

【功效】祛风解表，胜湿止痛，止痉。

【产地】产于黑龙江、吉林、辽宁、内蒙古、河北、山东、河南等地，其中黑龙江、吉林、辽宁、内蒙古为主产地。

【性状鉴别】

防风（野生品）：正品之一；根头部有明显密集的环纹（习称"蚯蚓头"），有的环纹上残存棕褐色毛状叶基，形似毛笔状；皮部棕黄色至棕色，有裂隙，木部黄色，质地疏松，体轻，习称"菊花心"。

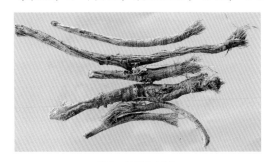
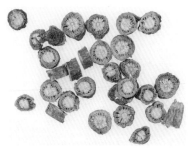

防风（野生品）　　　　　　　　防风（野生品）饮片

防风（栽培品）：正品之一；栽培品与野生品性状差异较大；药材头部环纹不明显，外皮黄棕色，头部叶基较宽；切片或断面质地紧密，没有裂隙。

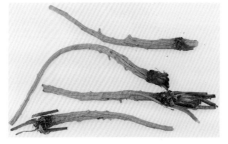
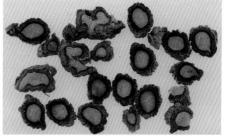

防风（栽培品）　　　　　　　　　防风（栽培品）饮片

云防风：防风伪品；表面灰黄色，药材多扭曲，根头部也可见纤细的叶基，类似野生防风。切面皮部黄白色或棕色，木质部浅黄色，质地疏松，有裂隙。

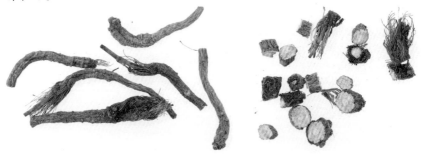

云防风　　　　　　　　　　　　　云防风饮片

水防风：防风伪品；类圆形，外皮黄棕色，断面皮部散有黄白色油点，形成层环深色，"菊花心"不明显。

防风伪品：基源不明；类圆形片，外皮棕褐色，光滑，纵皱纹不明显，断面松泡，无鉴别点"菊花心"。

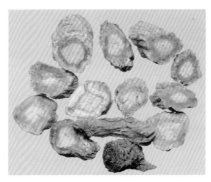
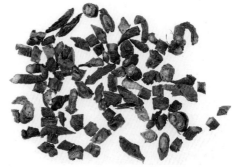

水防风　　　　　　　　　　　　　防风伪品

防己

【别名】汉防己、粉防己、石蟾蜍等。

【来源】本品为防己科植物粉防己 *Stephania tetrandra* S. Moore 的干燥根。

【性味归经】苦，寒。归膀胱、肺经。

【功效】祛风止痛，利水消肿。

【产地】主产于浙江、安徽、湖北、湖南、江西等地。

【性状鉴别】

防己：正品；药材在弯曲处常有深陷横沟而成结节状的瘤块样；饮片易掰断，断面粉性足，用指甲或硬物能刮下白色粉末；木质部有排列较稀疏的放射状纹理，习称"车轮纹"，且放射状纹理长短不一，但纹理多中心交汇。

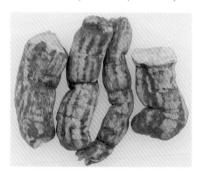 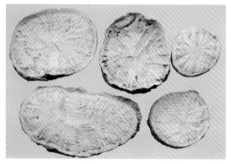

防己　　　　　　　　　　　　　　防己饮片

木防己：防己伪品；质坚硬，不易折断，断面白色至黄白色；断面片状交错，木质部有明显的、在中心交汇的灰棕色放射状纹理；粉性差，刮之无白色粉末。

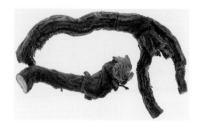 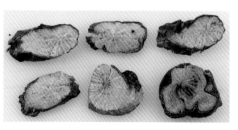

木防己　　　　　　　　　　　　　木防己饮片

小果微花藤： 防己伪品；断面粉性足，刮之有白色粉末；木质部放射状纹理明显，但绝大多数未在中心交汇。

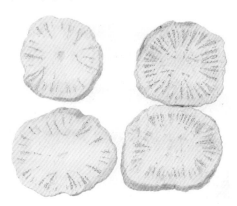

小果微花藤饮片

防己伪品： 基源不明；断面粉性差，木质部导管孔密集，放射状纹理明显。

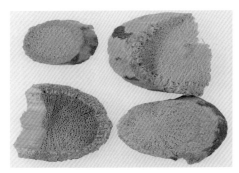

防己伪品饮片

榧子

【别名】香榧子、榧树子、玉榧、野杉子、彼子等。

【来源】本品为红豆杉科植物榧 *Torreya grandis* Fort. 的干燥成熟种子。

【性味归经】甘，平。归肺、胃、大肠经。

【功效】杀虫消积，润肺止咳，润燥通便。

【产地】产于安徽、江苏、浙江、福建、江西、湖南、湖北等地，其中安徽、江苏、浙江为主产地。

【性状鉴别】

榧子：正品；呈卵圆形或长卵圆形，一端钝圆，另一端稍尖；种仁表面皱缩凹凸；口尝种仁味微甜，嚼得越久味道越甘美。

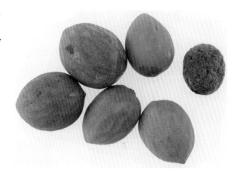

榧子

三尖杉种子：榧子伪品；呈纺锤形，个头较长，表面颜色较深，两端均稍尖；种仁表面颜色为灰棕色，两侧各具一条明显的边棱，有红棕色或类白色的鳞毛；种仁闻之气微，无香味，尝之味微苦。

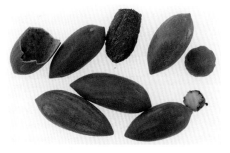

三尖杉种子

粉葛

【别名】甘葛、葛麻藤等。

【来源】本品为豆科植物甘葛藤 *Pueraria thomsonii* Benth. 的干燥根。

【性味归经】甘、辛，凉。归脾、胃经。

【功效】解肌退热，生津止渴，透疹，升阳止泻，通经活络，解酒毒。

【产地】产于广西、江西、广东、贵州、云南等地，其中广西藤县、江西宁都为主产地。

【性状鉴别】

粉葛：正品；药材多呈纺锤形，饮片切面黄白色；横切面可见由纤维形成的浅棕色同心性环纹，纵切面可见由纤维形成的数条纵纹；体重，质硬，富粉性；嚼之发黏。

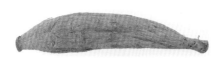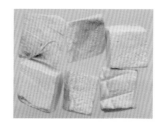

粉葛　　　　　　　　　　　　　粉葛饮片

木薯：粉葛伪品；药材呈圆柱形，体重，断面乳白色；切面无纤维条纹，中心木部突起。

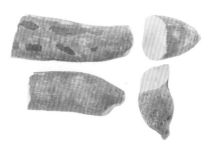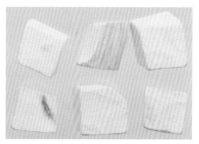

木薯　　　　　　　　　　　　　木薯饮片

粉萆薢

【别名】川萆薢、黄萆薢、土黄连、黄山姜、赤节、土薯蓣、竹木等。

【来源】本品为薯蓣科植物粉背薯蓣 *Dioscorea hypoglauca* Palibin 的干燥根茎。

【性味归经】苦，平。归肾、胃经。

【功效】利湿去浊，祛风除痹。

【产地】产于安徽、浙江、福建、台湾、江西、广东、广西等地。

【性状鉴别】

　　粉萆薢：正品；切面黄白色或淡灰棕色，维管束呈小点状散在；质松，略有弹性，易折断。

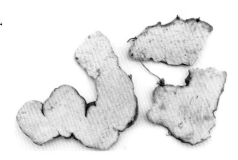

粉萆薢

　　绵萆薢：粉萆薢伪品；质疏松，略呈海绵状；切面灰白色至浅灰棕色，可见黄棕色点状维管束散在。

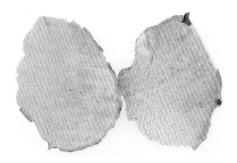

绵萆薢

蜂房

【别名】蜂肠、露蜂房、野蜂房、马蜂窝、蜂巢等。

【来源】本品为胡蜂科昆虫果马蜂 *Polistes olivaceous*（DeGeer）、日本长脚胡蜂 *Polistes japonicus* Saussure 或异腹胡蜂 *Parapolybia varia* Fabricius 的巢。

【性味归经】甘，平。归胃经。

【功效】攻毒杀虫，祛风止痛。

【产地】产于河北保定、邯郸，河南南阳、洛阳等地。

【性状鉴别】

蜂房与硬蜂房：硬蜂房为蜂房的常见伪品；主要区别在于蜂房质地柔韧，略有弹性，不易碎；硬蜂房质地坚硬，易碎。

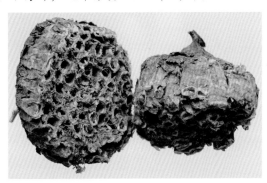

蜂房

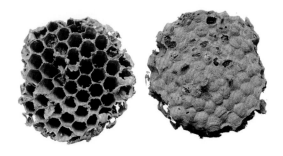

硬蜂房

佛手

【**别名**】佛手柑、佛手香橼、密罗柑、五指柑等。

【**来源**】本品为芸香科植物佛手 *Citrus medica* L. var. *sarcodactylis* Swingle 的干燥果实。

【**性味归经**】辛、苦、酸，温。归肝、脾、胃、肺经。

【**功效**】疏肝理气，和胃止痛，燥湿化痰。

【**产地**】产于广西、四川、广东、云南、贵州、浙江、福建等地，其中广西永福、四川石棉、广东肇庆等为主产地。

【**性状鉴别**】

　　佛手：正品；常有3~5个手指状的裂瓣；外皮黄绿色或橙黄色，有皱纹和油点；切片黄白色，散有线状或点状维管束；味先甜后苦。

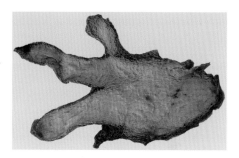

佛手

　　佛手瓜：佛手伪品；无指状裂瓣；外皮多绿色，无油点；无香气，无苦味。

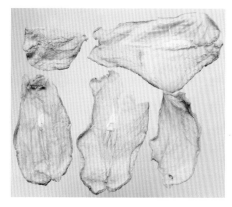

佛手瓜

茯苓

【别名】茯灵、云苓、松苓、茯菟等。

【来源】本品为多孔菌科真菌茯苓 *Poria cocos*（Schw.）Wolf 的干燥菌核。

【性味归经】甘、淡，平。归心、肺、脾、肾经。

【功效】利水渗湿，健脾，宁心。

【产地】产于云南、湖北、安徽、湖南、四川、广西等地，其中云南、湖北、安徽、湖南为主产地。

【性状鉴别】

茯苓：正品；体重，质坚实，可沉于水，断面颗粒性；无纤维纹理；味淡，嚼之黏牙。

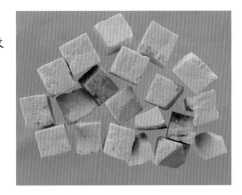

茯苓

粉葛：茯苓伪品；体重，质坚实，粉性足；有纤维纹理，味微甜。

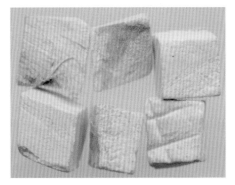

粉葛

附子

【别名】黑附子、盐附子、淡附子、附片等。

【来源】本品为毛茛科植物乌头 *Aconitum carmichaelii* Debx. 的子根的加工品。

【性味归经】辛、甘，大热；有毒。归心、肾、脾经。

【功效】回阳救逆，补火助阳，散寒止痛。

【产地】主产于四川、陕西。

【性状鉴别】

　　附子：正品；药材有侧根，无茎，有芽痕；表面灰黑色，凹陷的芽痕周围有瘤状突起的支根或支根痕。

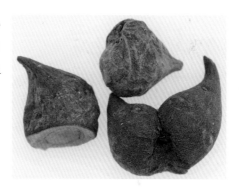

附子

　　川乌：附子伪品，也是多种药材常见的伪品；有主根，顶端常有残茎；表面皱缩，有小瘤状侧根及子根脱离后的痕迹。

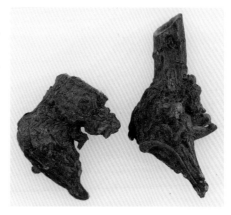

川乌

白附片：正品，附子加工品之一；外皮黄白色，半透明，质地坚硬。

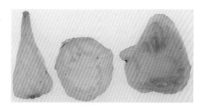

白附片

白附片劣品：外皮颜色较深，为浅棕色；质地柔软。

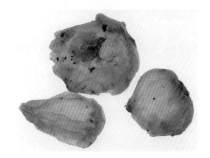

白附片劣品

黑顺片：正品，附子加工品之一；外皮黑褐色，切面暗黄色，油润具光泽，半透明状，并有纵向导管束；质硬而脆，断面角质样。

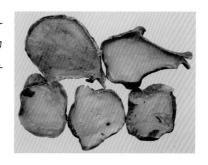

黑顺片

黑顺片劣品：外皮色黑不透明，如涂了一层黑漆。

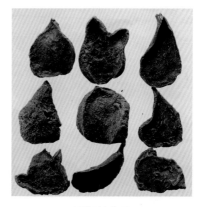

黑顺片劣品

覆盆子

【别名】覆盆、牛奶果、头莲果子、荞麦泡、种田泡等。

【来源】本品为蔷薇科植物华东覆盆子 *Rubus chingii* Hu 的干燥果实。

【性味归经】甘、酸，温。归肝、肾、膀胱经。

【功效】益肾固精缩尿，养肝明目。

【产地】产于浙江、江苏、安徽、福建、江西等地，其中浙江为主产地。

【性状鉴别】

覆盆子：正品；聚合果，呈圆锥形或扁圆锥形；被柔毛；直径0.5~1.2 cm；体轻，质硬；味微酸、涩。

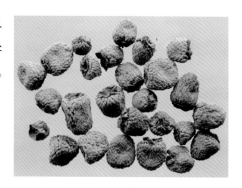

覆盆子

山莓：覆盆子伪品；聚合果，呈近球形或卵球形；被柔毛；个头小，直径0.4~0.6 cm；体轻，质软；味微甘、酸。

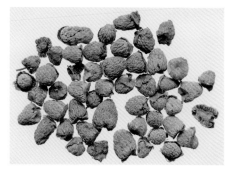

山莓

甘草

【别名】美草、密甘、密草、粉草、粉甘草、红甘草、甜草根等。

【来源】本品为豆科植物甘草 *Glycyrrhiza uralensis* Fisch.、胀果甘草 *Glycyrrhiza inflata* Bat. 或光果甘草 *Glycyrrhiza glabra* L. 的干燥根和根茎。

【性味归经】甘，平。归心、肺、脾、胃经。

【功效】补脾益气，清热解毒，祛痰止咳，缓急止痛，调和诸药。

【产地】产于内蒙古、甘肃、新疆、宁夏、陕西等地，其中内蒙古赤峰，甘肃民勤、陇西、张掖，新疆南疆等为主产地。

【性状鉴别】

甘草：正品；外表皮红棕色或灰棕色，具纵皱纹、沟纹；断面略显纤维性，有明显的放射状纹理及形成层环纹，似"菊花心"；气微，味甜而特殊。

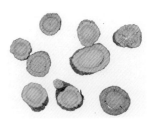

甘草

红芪：甘草伪品；外表皮黄白色至淡棕褐色，具纵皱纹或纵沟；切面皮部黄白色，木质部淡黄色，有放射状纹理及浅棕色形成层环纹，似"菊花心"；偶有因中心枯朽，木质部中心呈黑褐色或空洞；气微，味微甜，嚼之有豆腥味。

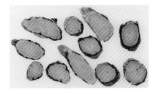

红芪

甘草劣品：常用硫黄熏蒸，颜色鲜艳，闻之有硫黄味。

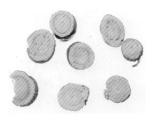

甘草劣品

葛根

【**别名**】干葛、甘葛、葛条根等。

【**来源**】本品为豆科植物野葛 *Pueraria lobata*（Willd.）Ohwi 的干燥根。

【**性味归经**】甘、辛，凉。归脾、胃、肺经。

【**功效**】解肌退热，生津止渴，透疹，升阳止泻，通经活络，解酒毒。

【**产地**】产于四川、重庆、湖北、湖南、贵州、云南、陕西、甘肃等地，其中四川、重庆、湖北为主产地。

【**性状鉴别**】

葛根： 正品；纤维性强，粉性差，木质部导管明显，无髓。

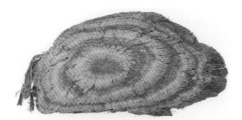

葛根

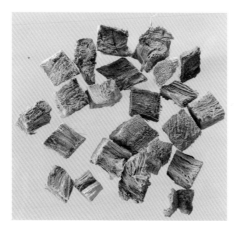

葛根饮片

粉葛： 葛根伪品；粉性强，纤维性弱。

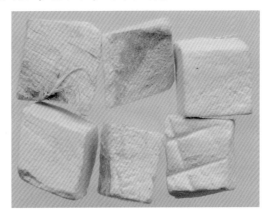

粉葛

葛根劣品： 主要是葛根地上茎，虽有较强的纤维性，但其为茎，有髓，外皮较地下根粗糙。

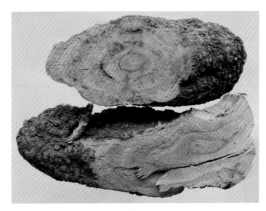

葛根劣品

钩藤

【别名】双钩藤、鹰爪风、倒挂刺等。

【来源】本品为茜草科植物钩藤 *Uncaria rhynchophylla*（Miq.）Miq. ex Havil.、大叶钩藤 *Uncaria macrophylla* Wall.、毛钩藤 *Uncaria hirsuta* Havil.、华钩藤 *Uncaria sinensis*（Oliv.）Havil. 或无柄果钩藤 *Uncaria sessilifructus* Roxb. 的干燥带钩茎枝。

【性味归经】甘，凉。归肝、心包经。

【功效】息风定惊，清热平肝。

【产地】产于湖南、贵州、广东、云南、广西、浙江、安徽、湖北等地，其中湖南、贵州为主产地。

【性状鉴别】

钩藤与钩藤劣品：正品与劣品主要区别在钩藤是否有钩；市场上经常会见到钩藤无钩现象，根据《中华人民共和国药典》（2020年版 一部）规定，这类钩藤不符合正品性状要求，应用或采购时需要特别注意。

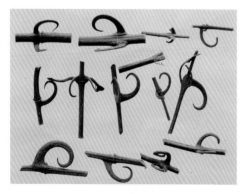

钩藤

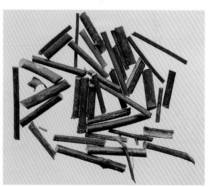

钩藤劣品

枸骨叶

【别名】苦丁茶、功劳叶、枸骨刺、老虎刺、八角刺等。

【来源】本品为冬青科植物枸骨 *Ilex cornuta* Lindl. ex Paxt. 的干燥叶。

【性味归经】苦，凉。归肝、肾经。

【功效】清热养阴，益肾，平肝。

【产地】主产于安徽六安。

【性状鉴别】

枸骨叶：正品；呈类长方形或矩圆状长方形，带刺齿；刺齿分布有规律，先端具3枚较大的硬刺齿，顶端1枚常反曲，两侧有时各具刺齿1~3枚，边缘稍反卷；叶革质，有光泽。

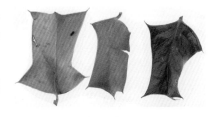

枸骨叶

阔叶十大功劳叶：枸骨叶伪品；呈阔卵形至近圆形，每边具2~6枚刺齿，厚革质，有光泽。与枸骨叶的主要区别在于刺齿多两侧分布，叶较小。

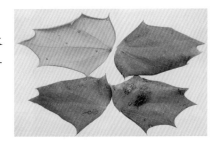

阔叶十大功劳叶

十大功劳叶：枸骨叶伪品；叶片较狭长，呈披针形至狭椭圆形，刺较多，边缘每边具5~10枚刺齿，薄革质。

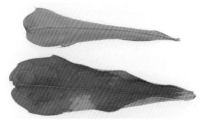

十大功劳叶

枸杞子

【别名】红枸杞、红耳坠、宁夏枸杞等。

【来源】本品为茄科植物宁夏枸杞 *Lycium barbarum* L. 的干燥成熟果实。

【性味归经】甘，平。归肝、肾经。

【功效】滋补肝肾，益精明目。

【产地】主产于宁夏中宁、中卫，银川芦花台，青海格尔木，内蒙古固阳，新疆精河，河北巨鹿等地，其中宁夏中宁为道地药材产地。

【性状鉴别】

枸杞子（宁夏）：正品之一；饱满，表面红色或暗红色，顶端有小突起状的花柱痕，基部有白色的果梗痕；味甜。

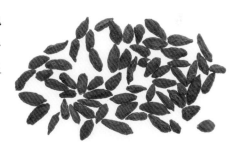

枸杞子（宁夏）

枸杞子（青海）：正品之一；稍扁，个头大，味甜。

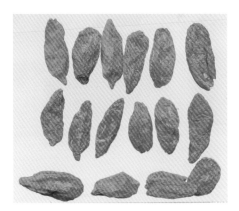

枸杞子（青海）

枸杞子（甘肃）：正品之一；个头适中，饱满，味先甜后苦。

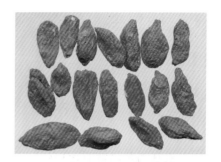

枸杞子（甘肃）

黑枸杞：枸杞子伪品；虽名字相似，但与枸杞子的外形、颜色差异大；果实多呈圆形，黑色。

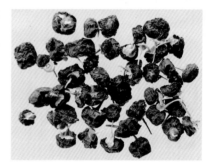

黑枸杞

土枸杞：枸杞子伪品；个头小，种子多，味苦、涩。

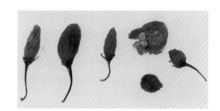

土枸杞

枸杞子劣品：多是贮藏不当或陈货导致的泛糖粘连，颜色发暗。

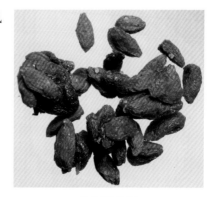

枸杞子劣品

谷精草

【别名】谷精珠、戴星草、文星草、流星草、珍珠草、鱼眼草等。

【来源】本品为谷精草科植物谷精草 *Eriocaulon buergerianum* Koern. 的干燥带花茎的头状花序。

【性味归经】辛、甘，平。归肝、肺经。

【功效】疏散风热，明目退翳。

【产地】产于浙江、江苏、安徽、江西、湖南、广东、广西等地。

【性状鉴别】

谷精草与谷精草劣品：正品与劣品的区别主要在花序直径，《中华人民共和国药典》（2020 年版 一部）规定，其花序直径为 4~5 mm，但很多时候花序直径低于 4 mm 的劣品药材混入或冒充。

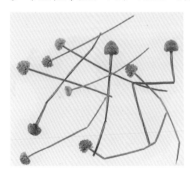

谷精草

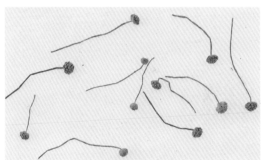

谷精草劣品

瓜蒌子

【别名】栝楼子、栝蒌仁、蒌仁、瓜蒌仁、栝蒌子等。

【来源】本品为葫芦科植物栝楼 *Trichosanthes kirilowii* Maxim. 或双边栝楼 *Trichosanthes rosthornii* Harms 的干燥成熟种子。

【性味归经】甘，寒。归肺、胃、大肠经。

【功效】润肺化痰，滑肠通便。

【产地】产于河北、四川、安徽、山西、山东、江苏、河南、山东等地，其中河北安国、四川简阳、安徽亳州为主产地。

【性状鉴别】

瓜蒌子：正品；呈扁平椭圆形，表面浅棕色至棕褐色，平滑，种子微鼓起；沿边缘有一圈沟纹。

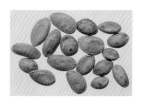

瓜蒌子

长萼瓜蒌子：瓜蒌子伪品；呈长椭圆形或类长方形，表面灰棕色或浅棕色，中央有稍突起的窄带，较粗糙，种子饱满；具沟纹。

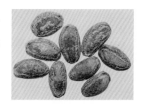

长萼瓜蒌子

瓜蒌子伪品：基源不明，其外表粗糙，不光滑，外侧没有一圈沟纹，习称"单边瓜蒌"。

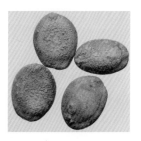

瓜蒌子伪品

广藿香

【别名】刺蕊草、枝香、大叶薄荷、山茴香等。

【来源】本品为唇形科植物广藿香 *Pogostemon cablin*（Blanco）Benth. 的干燥地上部分。

【性味归经】辛，微温。归脾、胃、肺经。

【功效】芳香化浊，和中止呕，发表解暑。

【产地】产于广东、广西、海南、福建等地，其中广东阳春、湛江为主产地。

【性状鉴别】

广藿香：正品；茎四棱，被柔毛，断面中部有白色髓；叶片两面均被灰白色柔毛，叶柄也被柔毛；气香特殊，味微苦。

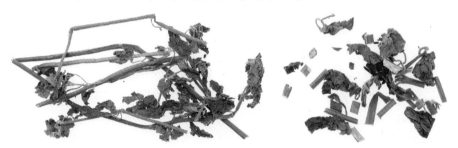

广藿香　　　　　　　　　　　　广藿香饮片

土藿香：广藿香伪品；茎四棱，无柔毛，断面髓部中空；叶无明显柔毛；气香特异，有清凉味。

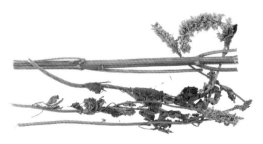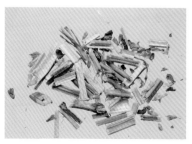

土藿香　　　　　　　　　　　　土藿香饮片

广藿香劣品：按照《中华人民共和国药典》（2020 年版 一部）规定，广藿香含叶量不得少于 20%，广藿香劣品主要是含叶量不够或无叶，市场上经常会出现这样的情况。

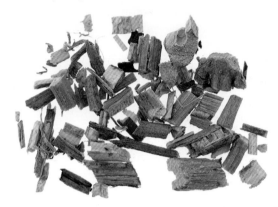

广藿香劣品

龟甲

【**别名**】龟板、神屋、龟筒、乌龟壳、元武板等。

【**来源**】本品为龟科动物乌龟 *Chinemys reevesii*（Gray）的背甲及腹甲。

【**性味归经**】咸、甘，微寒。归肝、肾、心经。

【**功效**】滋阴潜阳，益肾强骨，养血补心，固经止崩。

【**产地**】主产于江苏、浙江、安徽、湖北、湖南等地。

【**性状鉴别**】

龟甲：正品；背甲有3棱隆起，为棕褐色或黑褐色；腹甲有紫褐色放射状纹理。

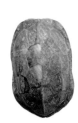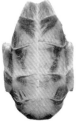

龟甲

龟甲伪品：基源不明；背甲颜色较深，为暗褐色，有3棱，但两侧棱不太明显；腹甲仅有团状褐色纹理，无放射状。

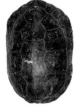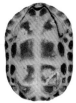

龟甲伪品

巴西红耳龟甲：龟甲伪品；背甲似龟甲正品，但缘甲有明显弧角，有3棱，两侧的棱不明显，背甲有花纹；腹甲有圆弧状纹理。

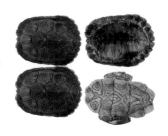

巴西红耳龟甲

蛤蚧

【别名】蚧蛇、多格、仙蟾、德多、蛤蟹等。

【来源】本品为壁虎科动物蛤蚧 *Gekko gecko* Linnaeus 的干燥体。

【性味归经】咸，平。归肺、肾经。

【功效】补肺益肾，纳气定喘，助阳益精。

【产地】主产于广西、广东、云南。另外，泰国、马来西亚亦产。

【性状鉴别】

蛤蚧：正品；本品去内脏，多呈扁平状；背部灰黑色或银灰色，有黄白色、灰绿色或橙红色斑点散在或密集成不显著的斑纹；尾细，有6~7个明显的银灰色环带。

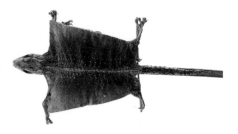

蛤蚧

壁虎：蛤蚧伪品；本品多不除去内脏，体背腹呈扁平状；胸腹黄白色，背具较大的鳞片；尾部有环纹。

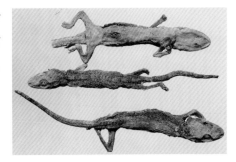

壁虎

海马

【**别名**】龙落子、水马、鰕姑、马头鱼、海蛆等。

【**来源**】本品为海龙科动物线纹海马 *Hippocampus kelloggi* Jordan et Snyder、刺海马 *Hippocampus histrix* Kaup、大海马 *Hippocampus kuda* Bleeker、三斑海马 *Hippocampus trimaculatus* Leach 或小海马（海蛆）*Hippocampus japonicus* Kaup 的干燥体。

【**性味归经**】甘、咸，温。归肝、肾经。

【**功效**】温肾壮阳，散结消肿。

【**产地**】主产于广东、福建、台湾等地。另外，马来西亚、新加坡、日本等地亦产。

【**性状鉴别**】

　　海马（线纹海马）：正品之一；有短棘，体上有瓦楞形的节纹。

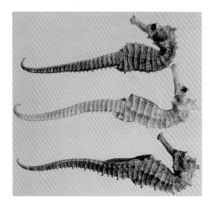

海马（线纹海马）

　　海马（刺海马）：正品之一；头、体与尾部背面有尖棘，身体蜷缩。

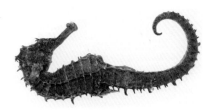

海马（刺海马）

海马（三斑海马）：正品之一；体侧背部第 1、4、7 节的短棘基部各有 1 个黑斑。

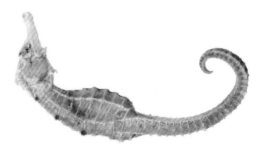

海马（三斑海马）

海马（小海马）：正品之一；体形小，黑褐色，节纹和短棘均较小。

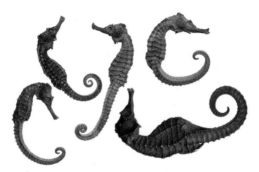

海马（小海马）

海马伪品：基源不明；全身有褐色与白色相间的花纹。

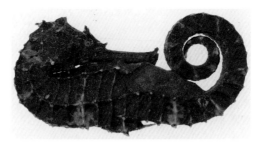

海马伪品

注：海马的共同特点是"马头蛇尾瓦楞身"，因基源不同亦有自身特点。另外，所有的正品海马，其头与体间的夹角均不大于 90°。

海风藤

【别名】满坑香、大风藤、岩胡椒等。

【来源】本品为胡椒科植物风藤 *Piper kadsura*（Choisy）Ohwi 的干燥藤茎。

【性味归经】辛、苦，微温。归肝经。

【功效】祛风湿，通经络，止痹痛。

【产地】主产于广东、福建、浙江、台湾等地。

【性状鉴别】

海风藤：正品；呈扁圆柱形，节部膨大；质地轻，皮部窄，木部宽广，灰黄色，导管孔多数，射线灰白色，放射状排列，中心有灰褐色髓。

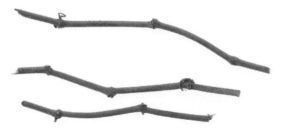

海风藤

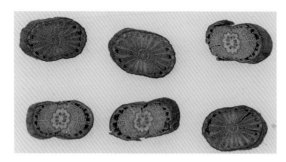

海风藤饮片

石楠藤：海风藤伪品；市场上多流通带叶茎藤的石楠藤充当海风藤，石楠藤茎节膨大。

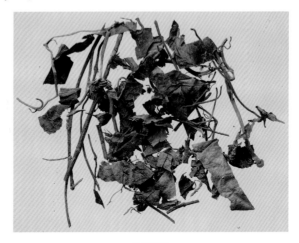

石楠藤

广东海风藤：海风藤伪品；广东习用，来源于异型南五味子；切面皮部厚，棕色；木部淡棕色，密布针孔状导管；木部中央有深棕色髓或中空。

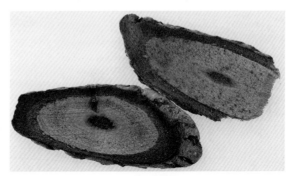

广东海风藤饮片

海龙

【**别名**】杨枝鱼、刀海龙、钱串子等。

【**来源**】本品为海龙科动物刁海龙 *Solenognathus hardwickii*（Gray）、拟海龙 *Syngnathoides biaculeatus*（Bloch）或尖海龙 *Syngnathus acus* Linnaeus 的干燥体。

【**性味归经**】甘、咸，温。归肝、肾经。

【**功效**】温肾壮阳，散结消肿。

【**产地**】刁海龙主产于广东；拟海龙主产于福建、广东；尖海龙主产于山东。

【**性状鉴别**】

海龙(刁海龙)：正品之一；体呈狭长侧扁状；躯干部宽约 3 cm，五棱形，尾部前方六棱形，后方渐细，四棱形，尾端卷曲；背棱两侧各有一列灰黑色斑点状色带。

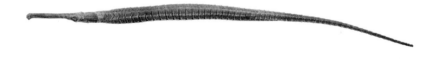

海龙（刁海龙）

海龙（拟海龙）：正品之一；体呈长平扁状，躯干部略呈四棱形；头部常与体轴成一直线。

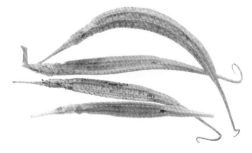

海龙（拟海龙）

海龙（尖海龙）：正品之一；体细长，呈鞭状；有的腹面可见育儿囊，有尾鳍。

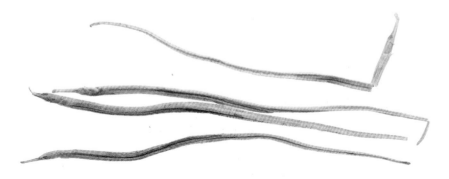

海龙（尖海龙）

假海龙：海龙伪品；与刁海龙外形极其相似，多掺在刁海龙当中，但其身体具9棱，可与正品区分开来，且腹部突出明显。

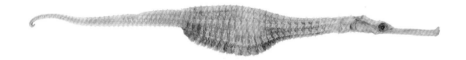

假海龙

诃子

【别名】诃黎勒、诃黎等。

【来源】本品为使君子科植物诃子 *Terminalia chebula* Retz. 或绒毛诃子 *Terminalia chebula* Retz. var. *tomentella* Kurt. 的干燥成熟果实。

【性味归经】苦、酸、涩，平。归肺、大肠经。

【功效】涩肠止泻，敛肺止咳，降火利咽。

【产地】产于云南、广东、广西等地，其中云南临沧、德宏和保山等为主产地。

【性状鉴别】

诃子：正品；呈长圆形或卵圆形，较长；略具光泽，有5~6条纵棱线和不规则的皱纹，基部有圆形果梗痕；味先酸涩后甜。

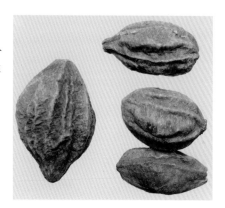

诃子

毛诃子：诃子伪品；呈卵形或椭圆形；被细密茸毛，具5棱脊，棱脊间平滑或有不规则皱纹；味涩、苦。

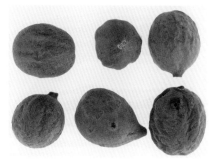

毛诃子

合欢花

【别名】夜合花、乌绒等。

【来源】本品为豆科植物合欢 *Albizia julibrissin* Durazz. 的干燥花序或花蕾。

【性味归经】甘，平。归心、肝经。

【功效】解郁安神。

【产地】主产于湖北孝感、襄阳，江苏无锡、苏州，浙江兰溪、长兴，安徽宣城等地，以湖北产量最大。

【性状鉴别】

合欢花：正品；基源为豆科植物合欢，入药部位为花序；头状花序，皱缩成团；有总花梗，有时与花序脱离；黄绿色，被稀疏茸毛；花全体密被茸毛，细长而弯曲，无花梗或几无花梗；花萼筒状，先端有5个小齿；花冠筒长约为萼筒的2倍，先端5裂，裂片披针形；雄蕊多数，花丝细长，黄棕色至黄褐色，下部合生，上部分离，伸出花冠筒外；气微香，味淡。

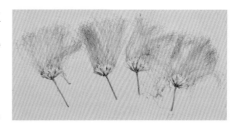

合欢花

北合欢：合欢花伪品；基源为卫矛科植物南蛇藤，入药部位为果实；蒴果黄色，呈球形，3裂，直径约1cm，干后黄棕色；种子每室2粒，有红色肉质假种皮；略有异臭，味甘酸而带腥。

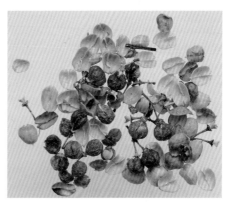

北合欢

合欢皮

【别名】合昏皮、夜合皮、绒花树皮等。

【来源】本品为豆科植物合欢 *Albizia julibrissin* Durazz. 的干燥树皮。

【性味归经】甘，平。归心、肝、肺经。

【功效】解郁安神，活血消肿。

【产地】主产于湖北孝感、襄阳，江苏无锡、苏州，浙江兰溪、长兴，安徽宣城等地，以湖北产量最大。

【性状鉴别】

合欢皮：正品；密生明显的椭圆形横向皮孔，棕色或棕红色；内表面淡黄棕色或黄白色，平滑，有细密纵纹；断面呈纤维性片状，淡黄棕色或黄白色；味微涩，稍刺舌，而后喉头有不适感。

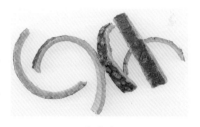
合欢皮

山合欢皮：合欢皮伪品；外表面灰黑色或棕红色，呈不规则纵向交错排列，皮孔常不明显；内表面淡黄白色或黄白色，平滑，有细密纵纹；断面呈纤维性片状；味淡。

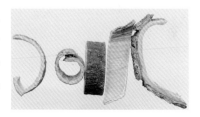
山合欢皮

合欢皮劣品：为合欢老树皮或枯树皮；栓皮较粗，气孔不明显。

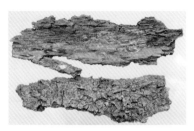
合欢皮劣品

鹤虱

【别名】鹄虱、鬼虱、北鹤虱等。

【来源】本品为菊科植物天名精 *Carpesium abrotanoides* L. 的干燥成熟果实。

【性味归经】苦、辛，平；有小毒。归脾、胃经。

【功效】杀虫消积。

【产地】主产于河南正阳。

【性状鉴别】

鹤虱：正品；瘦果，呈圆柱状，细小，直径不及1 mm；具多数纵棱；气特异。

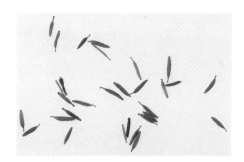

鹤虱

南鹤虱：鹤虱伪品；来源于伞形科植物野胡萝卜，双悬果，呈椭圆形，较大；背面隆起，具四条窄翅状次棱，翅上密生一列黄白色钩刺；搓碎时有特异香气。

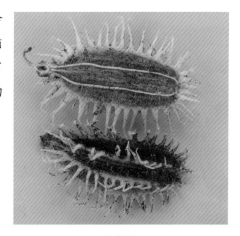

南鹤虱

红景天

【别名】宽叶景天、圆景天等。

【来源】本品为景天科植物大花红景天 *Rhodiola crenulata*（Hook. f. et Thoms.）H. Ohba 的干燥根和根茎。

【性味归经】甘、苦，平。归肺、心经。

【功效】益气活血，通脉平喘。

【产地】主产于西藏、新疆、辽宁、吉林、山西、河北等地。

【性状鉴别】

红景天：正品；表面褐色或棕色，剥开外表皮有一层膜质黄色表皮且具粉红色花纹；断面呈粉红色至紫红色，有一环纹，质轻，疏松。

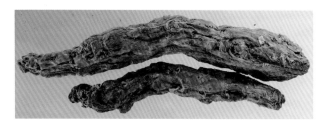 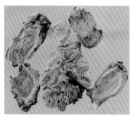

红景天　　　　　　　　　　　　　红景天饮片

小花红景天：红景天伪品；表皮黄色，内无膜质，断面浅棕褐色。

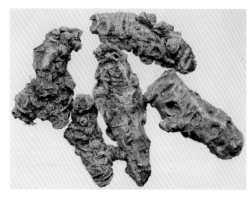

小花红景天

红景天伪品：基源为红景天，而不是大花红景天；一般根外粗皮未去除；与红景天正品相比，去除外皮后不可见黄色膜状物质，且质地较正品药材硬。

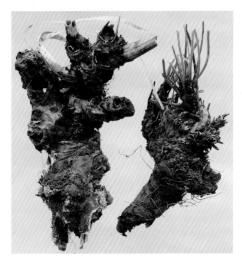

红景天伪品

红景天劣品：市场上多是未去除表面粗皮的红景天药材。

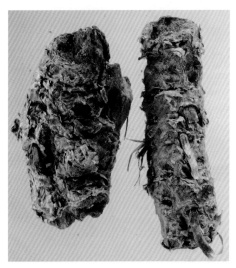

红景天劣品

槲寄生

【别名】黄寄生、北寄生、柳寄生等。

【来源】本品为桑寄生科植物槲寄生 *Viscum coloratum*（Komar.）Nakai 的干燥带叶茎枝。

【性味归经】苦，平。归肝、肾经。

【功效】祛风湿，补肝肾，强筋骨，安胎元。

【产地】主产于河北、辽宁、吉林、安徽、河南等地。

【性状鉴别】

槲寄生：正品；茎外皮黄绿色或黄棕色；切面皮部黄色，木部浅黄色，有放射状纹理，髓部常偏向一边；叶片黄绿色，全缘，有细皱纹；革质；气微，味微苦，嚼之有黏性。

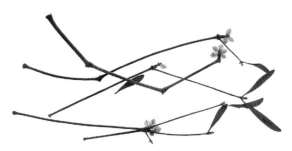

槲寄生

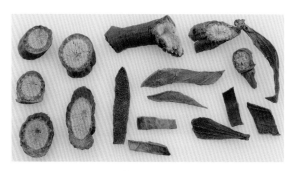

槲寄生饮片

桑寄生：槲寄生伪品；外表皮红褐色或灰褐色，具细纵纹，并有多数细小突起的棕色皮孔；切面皮部红棕色，木部颜色较浅；叶多卷曲或破碎，完整者展平后呈卵形或椭圆形，全缘；革质；味涩。

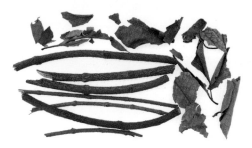

桑寄生

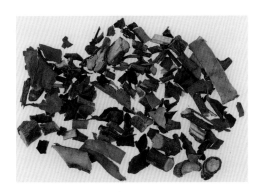

桑寄生饮片

　　扁茎槲寄生：槲寄生伪品；外形与槲寄生相似，但茎枝扁平，不如槲寄生饱满。

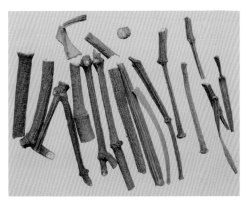

扁茎槲寄生

琥珀

【别名】育沛、虎珀、虎魄、江珠、琥魄等。

【来源】本品为古松科松属植物的树脂埋藏于地下经年久转化而成的化石样物质。

【性味归经】甘，平。归心、肝、膀胱经。

【功效】安神镇惊，活血散瘀，利尿通淋。

【产地】主产于云南、广西、福建、贵州、辽宁等地。

【性状鉴别】

琥珀：正品；外表血红色、淡黄色至淡棕色或深棕色，常相间排列；条痕白色，断面透明至半透明，有树脂样光泽；体较轻，质硬脆；断面平滑，具玻璃样光泽；摩擦带电，能吸起灯心草或薄纸片，嚼之易碎，无砂石感。

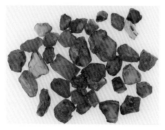 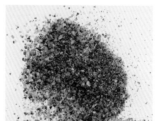

琥珀　　　　　　　　　　琥珀米

琥珀伪品：常是橄榄树脂，质地轻，外表多为灰黄色，断面半透明；可用理化手法鉴别，伪品经热水浸泡可变软，而琥珀是化石，经热水浸泡不会软化。

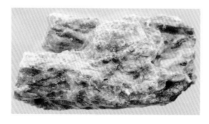

琥珀伪品

槐花

【别名】豆槐花、白槐花、细叶槐花、金药树花、护房树花等。

【来源】本品为豆科植物槐 *Sophora japonica* L. 的干燥花及花蕾。

【性味归经】苦，微寒。归肝、大肠经。

【功效】凉血止血，清肝泻火。

【产地】产于全国大部分地区，其中河北、山东、河南等为主产地。

【性状鉴别】

　　槐花：正品之一；花萼钟状，黄绿色，先端5浅裂，有柔毛，较稀；花萼短，气微，味微苦。

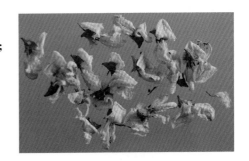

槐花

　　槐花（槐米）：正品之一；呈卵形或椭圆形，花萼下部有数条纵纹，上方为花蕾；手捻即碎，气微，味微苦、涩。

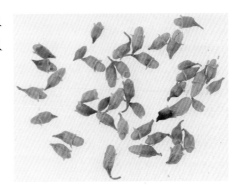

槐花（槐米）

刺槐花：槐花伪品；与槐花的区别点主要在花萼、味道与口感上。刺槐花花萼为斜钟形，黄绿色或带褐色，先端5裂，密被柔毛，花萼较长，气香甜，味甘。

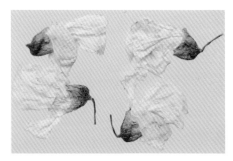

刺槐花

刺槐米：槐花（槐米）伪品；即未开放的花蕾，花萼斜钟形，绿色或带褐色，先端5裂，密被柔毛，气香甜，味甘。

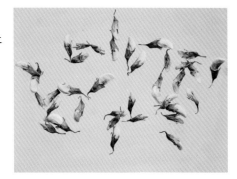

刺槐米

黄芩

【别名】山茶根、黄芩茶、枯黄芩等。

【来源】本品为唇形科植物黄芩 *Scutellaria baicalensis* Georgi 的干燥根。

【性味归经】苦，寒。归肺、胆、脾、大肠、小肠经。

【功效】清热燥湿，泻火解毒，止血，安胎。

【产地】野生资源主要分布于黄河以北，人工种植黄芩主产于陕西、甘肃和山东。

【性状鉴别】

黄芩与甘肃黄芩：甘肃黄芩指在甘肃种植的黄芩，一般甘肃黄芩饮片小、质地紧密、片薄等，与正常采收黄芩或野生黄芩差异较明显。

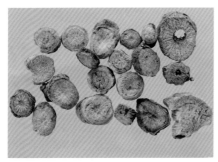
黄芩

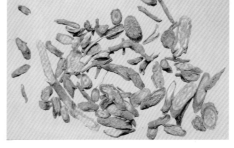
甘肃黄芩

注：黄芩在存放过程中常有变绿的情况，会导致黄芩有效含量显著降低，采购、验收时要格外注意。

黄柏

【别名】黄檗、元柏、檗木等。

【来源】本品为芸香科植物黄皮树 *Phellodendron chinense* Schneid. 的干燥树皮。习称"川黄柏"。

【性味归经】苦，寒。归肾、膀胱经。

【功效】清热燥湿，泻火除蒸，解毒疗疮。

【产地】产于四川、云南、贵州、湖北、湖南、陕西、甘肃等地，其中四川、云南、贵州、湖北为主产地。

【性状鉴别】

黄柏：正品；表面黄褐色或黄棕色，无弹性，有的可见唇形横生皮孔及残存栓皮；内表面暗黄色或淡棕色，具细密的纵棱纹；断面皮层部略呈颗粒状，韧皮部纤维状，呈裂片状分层，颜色鲜亮；味极苦，嚼之有黏性。

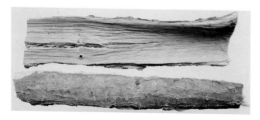

黄柏

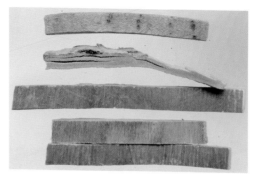

黄柏饮片

关黄柏：黄柏伪品；栓皮已除去，残留部分栓皮，手捏稍有弹性；内表面黄色或黄棕色，有细密的纵行纹理；断面颜色较黄柏浅，皮层部颗粒状，呈裂片状分层；味极苦，嚼之有黏性。

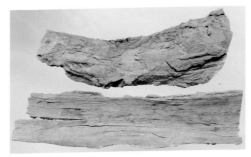

关黄柏

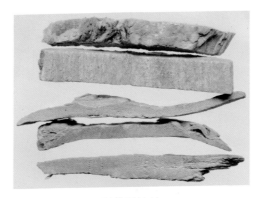

关黄柏饮片

黄柏劣品：粗皮未除去，不符合《中华人民共和国药典》（2020年版 一部）规定的性状。

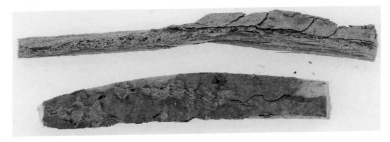

黄柏劣品

黄精

【**别名**】鸡头黄精、黄鸡菜、笔管菜、鸡头参等。

【**来源**】本品为百合科植物滇黄精 *Polygonatum kingianum* Coll. et Hemsl.、黄精 *Polygonatum sibiricum* Red. 或多花黄精 *Polygonatum cyrtonema* Hua 的干燥根茎。按形状不同，习称"大黄精""鸡头黄精""姜形黄精"。

【**性味归经**】甘，平。归脾、肺、肾经。

【**功效**】补气养阴，健脾，润肺，益肾。

【**产地**】主产于云南、贵州、湖南、安徽、四川、江西等地。

【**性状鉴别**】

黄精（大黄精）：正品之一；呈肥厚肉质的结节块状，结节长可达 10 cm 以上；表面淡黄色至黄棕色，具环节，有皱纹及须根痕，结节上侧茎痕呈圆盘状，圆周凹入，中部突出；切面角质，淡黄色至黄棕色，可见筋脉小点；味甜，嚼之有黏性。

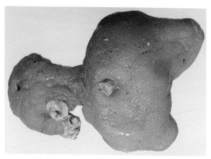 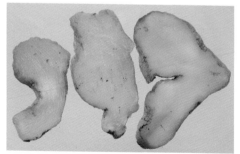

黄精（大黄精）　　　　　　　　黄精（大黄精）饮片

黄精（鸡头黄精）：正品之一；呈结节状弯柱形；结节长 2~4 cm，略呈圆锥形，常有分枝；表面黄白色或灰黄色，半透明，有纵皱纹，茎痕圆形；切面角质，淡黄色至黄棕色，可见筋脉小点；味甜，嚼之有黏性。

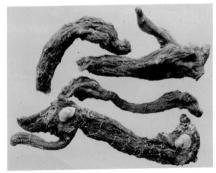

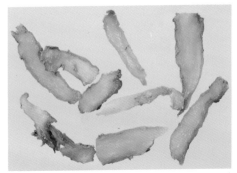

黄精（鸡头黄精）　　　　　　　　黄精（鸡头黄精）饮片

黄精（姜形黄精）：正品之一；呈长条结节块状，长短不等，常数个块状结节相连；表面呈灰黄色或黄褐色，粗糙，结节上侧有突出的圆盘状茎痕，形似生姜；切面角质，淡黄色至黄棕色，可见筋脉小点；味甜，嚼之有黏性。

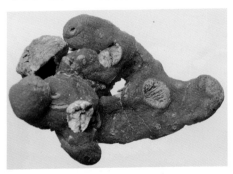

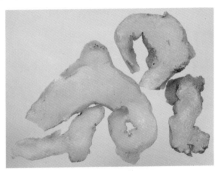

黄精（姜形黄精）　　　　　　　　黄精（姜形黄精）饮片

玉竹：黄精伪品；呈长圆柱形，略扁，少有分枝；表面黄白色或淡黄棕色，半透明，具纵皱纹和微隆起的环节，有白色圆点状的须根痕和圆盘状茎痕；切面角质样或显颗粒性；味甘，嚼之发黏。

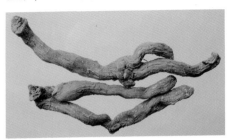

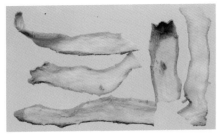

玉竹　　　　　　　　　　　　　　玉竹饮片

菊芋：黄精伪品；呈类椭圆形片；外表灰黄色、棕黄色或浅紫红色，可见环状的突起节，也可见芽痕，偶见顶端残留茎基；切面浅黄白色；味微甜。

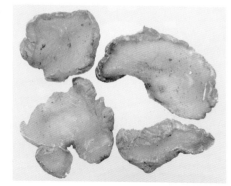

菊芋

制黄精：正品；黄精加工品；表面黑色，断面深褐色；质地柔软，有焦糖味；味甜，嚼之发黏。

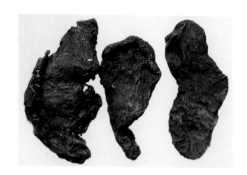

制黄精

制菊芋：制黄精伪品，为菊芋加工品；表面黑色，断面深褐色；质地柔软，有焦糖味；味甜，嚼之无黏性。

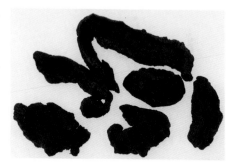

制菊芋

黄芪

【别名】绵芪、独根、北芪、西黄芪、白皮芪等。

【来源】本品为豆科植物蒙古黄芪 *Astragalus membranaceus*（Fisch.）Bge. var. *mongholicus*（Bge.）Hsiao 或膜荚黄芪 *Astragalus membranaceus*（Fisch.）Bge. 的干燥根。

【性味归经】甘，微温。归肺、脾经。

【功效】补气升阳，固表止汗，利水消肿，生津养血，行滞通痹，托毒排脓，敛疮生肌。

【产地】产于甘肃、内蒙古、山西、陕西、河北、辽宁等地，其中甘肃定西、陇南，内蒙古赤峰，山西浑源等为主产地。

【性状鉴别】

　　黄芪：正品；外表皮淡棕黄色至淡棕褐色；切面皮部黄白色，木部淡黄色，有放射状纹理及裂隙，形似"菊花心"，老根中心偶呈枯朽状，黑褐色或呈空洞；味微甜，嚼之有豆腥味。

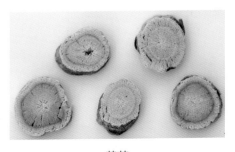

黄芪

　　红芪：黄芪伪品；外表皮红棕色；切面皮部黄白色，形成层环浅棕色，木部淡黄棕色，呈放射状纹理；味微甜，嚼之有豆腥味。

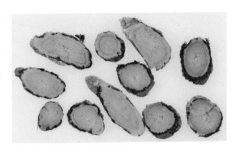

红芪

炙黄芪：正品，黄芪加工品；外表皮淡棕黄色或淡棕褐色，略有光泽；切面皮部黄白色，木部淡黄色，有放射状纹理和裂隙，老根中心偶有枯朽状，黑褐色或呈空洞；味甜，略带黏性，嚼之微有豆腥味。

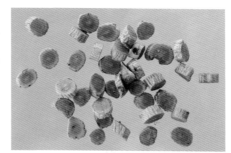

炙黄芪

炙红芪：炙黄芪伪品，红芪加工品；外表皮红棕色，略有光泽；切面皮部浅黄色，形成层环浅棕色，木部浅黄棕色至浅棕色，可见放射状纹理；味甜，略带黏性，嚼之有豆腥味。

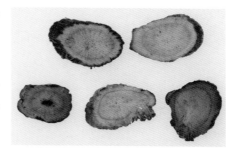

炙红芪

鸡骨草

【**别名**】黄头草、黄仔蓝、大黄草、红母鸡草、黄食草等。

【**来源**】本品为豆科植物广州相思子 *Abrus cantoniensis* Hance 的干燥全株。

【**性味归经**】甘、微苦，凉。归肝、胃经。

【**功效**】利湿退黄，清热解毒，疏肝止痛。

【**产地**】主产于湖南、广东、广西。

【**性状鉴别**】

鸡骨草：正品；叶片较小，呈矩圆形，叶片下表面被伏毛，叶脉纹路清晰；幼茎上疏被短柔毛，茎灰棕色至紫褐色，小枝纤细。

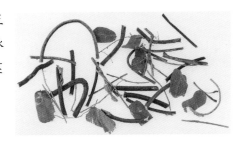

鸡骨草

毛鸡骨草：鸡骨草伪品；叶片较大，形如长矩形，叶片上密被白色柔毛，叶脉纹路被遮盖，不明显；幼茎上有较多的黄色长柔毛，茎黄绿色，较粗壮。

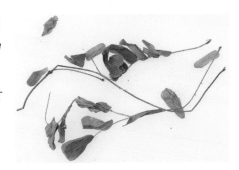

毛鸡骨草

鸡血藤

【别名】血龙藤、九层风、血筋藤等。

【来源】本品为豆科植物密花豆 *Spatholobus suberectus* Dunn 的干燥藤茎。

【性味归经】苦、甘，温。归肝、肾经。

【功效】活血补血，调经止痛，舒筋活络。

【产地】产于贵州、云南、湖北、广西、江西等地，其中贵州、云南等为主产地。现多从越南、缅甸、泰国一带进口。

【性状鉴别】

鸡血藤：正品；斜切片，栓皮脱落处红棕色；韧皮部有红棕色或黑棕色树脂状分泌物，切面木部红棕色或棕色，具多数导管孔；韧皮部与木质部相间排列成 3 个以上同心性或偏心性圆环；有髓，偏向一侧。

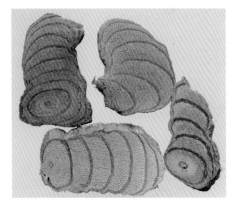

鸡血藤

山鸡血藤：鸡血藤伪品；皮部或皮部内侧有一圈红棕色至棕褐色的树脂状分泌物；木部淡黄色，有多数导管孔；有髓，较小，在中央。

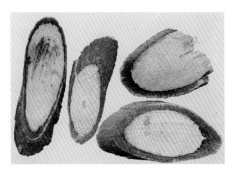

山鸡血藤

白花油麻藤：鸡血藤伪品；切面木部灰黄色至灰棕色，导管孔多数；韧皮部有红褐色至棕黑色的树脂状分泌物，与木质部相间排列呈同心性环，多在3个以内；髓小，在中央。

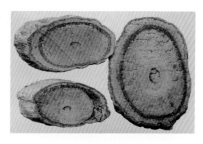

白花油麻藤

大红钻：鸡血藤伪品；切面皮部窄，呈棕色、灰褐色或褐色，有白色的纤维丝；木部浅棕色，密布导管孔；有髓，呈棕褐色，多中空。

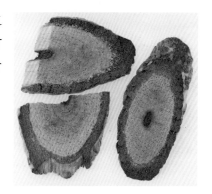

大红钻

九龙藤：鸡血藤伪品；切面皮部棕红色，木部浅棕色，有2~4圈深棕红色环纹，习称"鸡眼"圈纹，针孔状导管细而密；气微，味微涩。

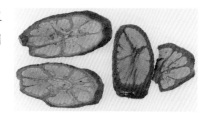

九龙藤

大血藤：鸡血藤伪品；切面皮部红棕色，有数处向内嵌入木部；韧皮部有红棕色树脂状分泌物，木部黄白色，具有多数导管孔，射线呈放射状排列；具髓，在中央。

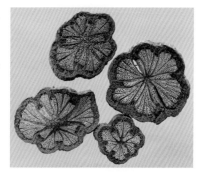

大血藤

126

滇鸡血藤：鸡血藤伪品；横切面皮部窄，红棕色，纤维性强；木部宽，浅棕色，有多数细孔状导管；髓部小，黑褐色，呈空洞状；具特异香气。

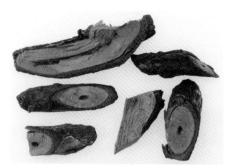

滇鸡血藤

鸡血藤劣品：主要为有虫蛀的鸡血藤。

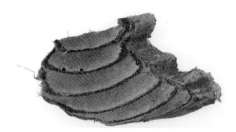

鸡血藤劣品

注：鸡血藤容易生虫，采购或检验时应注意看虫蛀情况；市场上也有拿葛根充当鸡血藤的情况，也需要特别注意。

蒺藜

【**别名**】刺蒺藜、疾藜子、白蒺藜、蒺梨子、硬蒺藜等。

【**来源**】本品为蒺藜科植物蒺藜 *Tribulus terrestris* L. 的干燥成熟果实。

【**性味归经**】辛、苦，微温；有小毒。归肝经。

【**功效**】平肝解郁，活血祛风，明目，止痒。

【**产地**】主产于河南、河北、山东、安徽、江苏、四川、陕西、山西等地。

【**性状鉴别**】

　　蒺藜与蒺藜劣品：蒺藜正常情况下呈黄绿色或灰绿色，但在采购过程中往往会发现褐色或棕褐色甚至变黑的劣品，这主要是由于掺入了陈货。

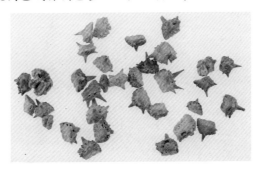

蒺藜

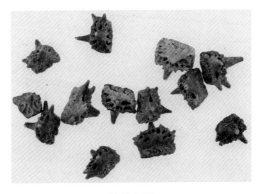

蒺藜劣品

姜黄

【别名】黄姜、毛姜黄、宝鼎香等。

【来源】本品为姜科植物姜黄 *Curcuma Longa* L. 的干燥根茎。

【性味归经】辛、苦，温。归脾、肝经。

【功效】破血行气，通经止痛。

【产地】产于四川、云南等地，其中四川双流、乐山等为主产地。

【性状鉴别】

姜黄与姜黄劣品：在市场上可以见到两种姜黄，一种为正品姜黄，外皮深黄色，粉性足，切面棕黄色或金黄色，角质样，有黄色粉末；而另一种外皮不鲜亮，为黄棕色，切面橙色或颜色更淡，无明显黄色粉末，市场上传其为进口货，但这种与姜黄正品差异较大，建议不采购。

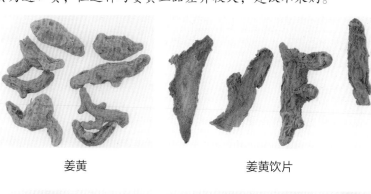

姜黄　　　　　　　　　　　　姜黄饮片

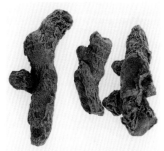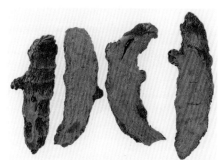

姜黄劣品　　　　　　　　　　姜黄劣品饮片

僵蚕

【别名】白僵蚕、天虫、僵虫等。

【来源】本品为蚕蛾科昆虫家蚕 *Bombyx mori* Linnaeus 4~5 龄的幼虫感染（或人工接种）白僵菌 *Beauveria bassiana*（Bals.）Vuillant 而致死的干燥体。

【性味归经】咸、辛，平。归肝、肺、胃经。

【功效】息风止痉，祛风止痛，化痰散结。

【产地】产于广西、山东、四川、云南等地，其中广西宜州、柳城，山东莒县，四川盐边等为主产地。

【性状鉴别】

僵蚕：正品；体节明显，有菌丝；断面有丝腺环 4 个；全身无点状粉尘物体。

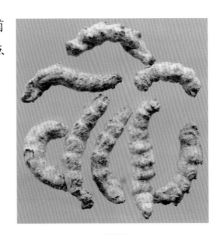

僵蚕

僵蚕劣品：主要是人为增重的僵蚕，如在僵蚕中人为添加硫酸镁以增加重量；全身可见点状粉尘物体。

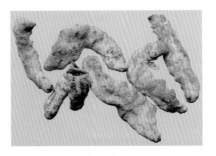

僵蚕劣品

130

绞股蓝

【别名】七叶胆、小苦药、公罗锅底、遍地生根等。

【来源】本品为葫芦科植物绞股蓝 *Gynostemma pentaphyllum* （Thunb）Mak. 的干燥地上部分。

【性味归经】苦、微甘，寒。归肺、脾、肾经。

【功效】清热解毒，祛痰止咳。

【产地】主产于陕西、四川、湖北、福建、云南、贵州等地。

【性状鉴别】

绞股蓝：正品；茎被短柔毛或近无毛，质韧，不易折断；叶有3小叶、5小叶或7小叶；卷须生于叶腋；气微，味苦。

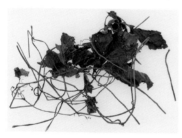

绞股蓝

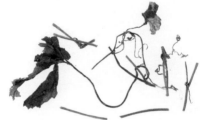

绞股蓝饮片

乌蔹莓：绞股蓝伪品；质脆，易折断；卷须与叶对生；5小叶，排列成乌爪状；气微，味微苦、酸。

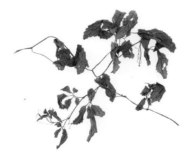

乌蔹莓

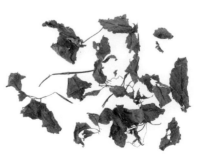

乌蔹莓饮片

金钱白花蛇

【别名】白花蛇、金钱蛇、小白花蛇、毛巾蛇、百节蛇等。

【来源】本品为眼镜蛇科动物银环蛇 *Bungarus multicinctus* Blyth 的幼蛇干燥体。

【性味归经】甘、咸，温；有毒。归肝经。

【功效】祛风，通络，止痉。

【产地】产于广东、广西、浙江、江西、福建等地，其中广东、广西为主产地。

【性状鉴别】

金钱白花蛇：正品；有黑白相间的环纹，其中黑环纹宽 3~5 行鳞片，白环纹宽 1~2 行鳞片，白环纹 45~58 个，黑环纹、白环纹间距较为均匀且不密；尾下鳞单行；气微腥，味微咸。

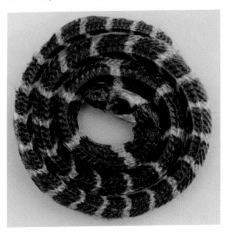
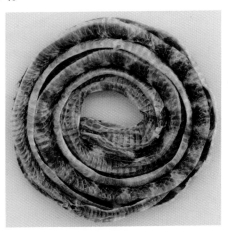

金钱白花蛇（背部）　　　　　　金钱白花蛇（腹部）

赤链蛇： 金钱白花蛇伪品；黑环、粉白环纹相间排列，但较密集；尾下鳞2行。

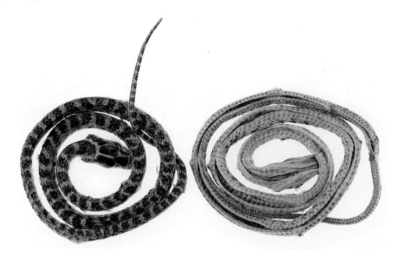

赤链蛇

金钱白花蛇伪品： 基源不明；黑环纹窄，无白环纹，具黑和黄相间的环纹。

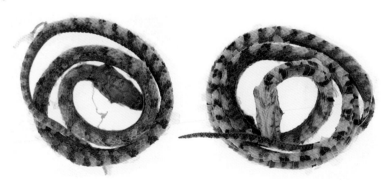

金钱白花蛇伪品

金钱草

【别名】对座草、大叶金钱草、路边黄、四川大金钱草、地蜈蚣等。

【来源】本品为报春花科植物过路黄 *Lysimachia christinae* Hance 的干燥全草。

【性味归经】甘、咸，微寒。归肝、胆、肾、膀胱经。

【功效】利湿退黄，利尿通淋，解毒消肿。

【产地】产于四川、江苏、浙江、湖南等地，其中四川为主产地。

【性状鉴别】

金钱草：正品；无毛或被疏柔毛，叶与叶柄等长；完整叶片水浸后对光透视可见黑色或褐色条纹；有的带花，单生叶腋。

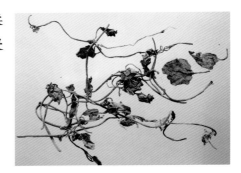

金钱草

聚花过路黄：金钱草伪品；有毛；完整叶片水浸后对光透视没有黑色或褐色条纹；可见 2~8 朵花。

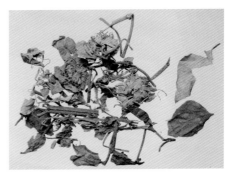

聚花过路黄

134

连钱草：金钱草伪品；有毛，叶无黑色或褐色条纹，叶柄较叶长；轮伞花序腋生，花冠二唇形。

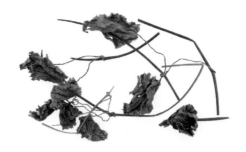

连钱草

广金钱草：金钱草伪品；叶互生，小叶1或3，无黑色或褐色条纹。

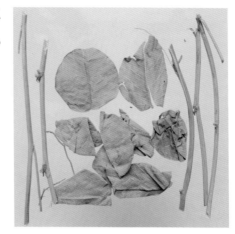

广金钱草

金银花

【**别名**】忍冬花、双花、二花、银花、鹭鸶花、金花、双苞花、金藤花等。

【**来源**】本品为忍冬科植物忍冬 *Lonicera japonica* Thunb. 的干燥花蕾或带初开的花。

【**性味归经**】甘，寒。归肺、心、胃经。

【**功效**】清热解毒，疏散风热。

【**产地**】产于全国大部分地区，其中山东、河南、河北为主产地。

【**性状鉴别**】

　　金银花：正品；密被短柔毛，花萼绿色，棒状，气清香，味淡，微苦。

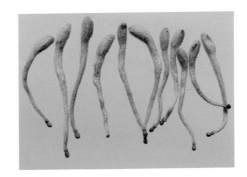

金银花

　　山银花1：金银花伪品；近无毛，质稍硬。

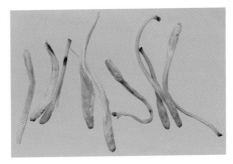

山银花1

山银花 2：金银花伪品；密被极
短的灰白色毛。

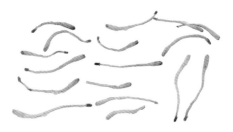

山银花 2

金银花劣品：虫蛀严重，或是
颜色变深。

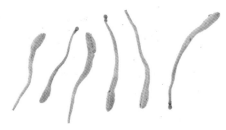

金银花劣品

金樱子

【别名】糖罐子、野石榴、糖刺果、刺梨子、金英子等。

【来源】本品为蔷薇科植物金樱子 *Rosa laevigata* Michx. 的干燥成熟果实。

【性味归经】酸、甘、涩，平。归肾、膀胱、大肠经。

【功效】固精缩尿，固崩止带，涩肠止泻。

【产地】产于江西、湖南、安徽、江苏、浙江、湖北、福建、四川、云南、贵州等地，其中江西、湖南为主产地。

【性状鉴别】

　　金樱子：正品；呈倒卵形，似花瓶；表面红黄色或红棕色，有突起的棕色毛刺残基小点；切开后，内壁及瘦果均有淡黄色茸毛。

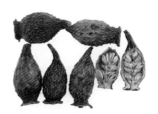

金樱子

　　野蔷薇果：金樱子伪品；呈倒卵形或类球形；表面暗红色，有光泽；无毛刺残基小点。

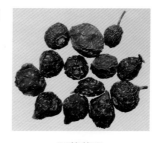

野蔷薇果

　　刺梨果：金樱子伪品；呈扁球形；表面黄褐色，具多数毛刺残基小点，有褐色斑点；宿萼黄褐色，密生细刺。

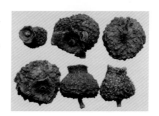

刺梨果

九香虫

【**别名**】黑兜虫、瓜黑蝽、屁板虫、屁巴虫、打屁虫等。

【**来源**】本品为蝽科昆虫九香虫 *Aspongopus chinensis* Dallas 的干燥体。

【**性味归经**】咸，温。归肝、脾、肾经。

【**功效**】理气止痛，温中助阳。

【**产地**】产于四川、贵州、云南、湖南、湖北等地，其中四川为主产地。

【**性状鉴别**】

九香虫：正品；表面棕褐色或棕黑色，略有光泽；腹部棕红色至棕黑色，每节近边缘处有突起的小点。

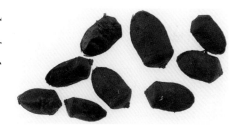

九香虫

小皱蝽：九香虫伪品；腹部有明显环纹，并有褐色环带，近半透明。

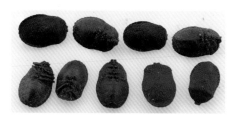

小皱蝽

韭菜子

【别名】韭子、韭菜仁等。

【来源】本品为百合科植物韭菜 *Allium tuberosum* Rottl. ex Spreng. 的干燥成熟种子。

【性味归经】辛、甘，温。归肝、肾经。

【功效】温补肝肾，壮阳固精。

【产地】产于全国各地，其中河北、河南、山西、江苏、山东、安徽、吉林等为主产地。

【性状鉴别】

韭菜子：正品；表面黑色，一面突起，有细密的网状皱纹，另一面微凹，皱纹不明显；基部稍尖，有点状突起的种脐；嚼之有韭菜味。

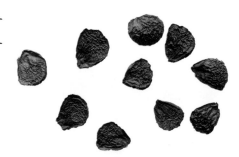

韭菜子

葱子：韭菜子伪品；表面黑色，少有皱纹，呈三棱形；嚼之有葱味。

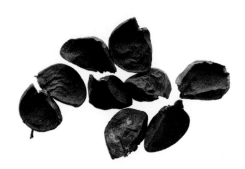

葱子

救必应

【别名】九层皮、白兰香、熊胆木等。

【来源】本品为冬青科植物铁冬青 *Ilex rotunda* Thunb. 的干燥树皮。

【性味归经】苦，寒。归肺、胃、大肠、肝经。

【功效】清热解毒，利湿止痛。

【产地】主产于江苏、安徽、浙江、江西、福建、台湾、湖南、广东、广西、云南等地。

【性状鉴别】

救必应与救必应劣品：正品与劣品主要区别在厚度；《中华人民共和国药典》（2020 年版　一部）规定，正品厚度为 1~15 mm，但市场上有厚度大于 15 mm 的劣品出现，验收或采购时要特别注意。

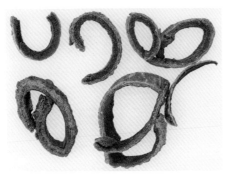 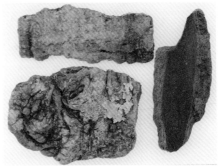

救必应　　　　　　　　　　　　　救必应劣品

桔梗

【别名】白药、梗草、包袱花根、铃铛花根、道拉基等。

【来源】本品为桔梗科植物桔梗 *Platycodon grandiflorum*（Jacq.）A. DC. 的干燥根。

【性味归经】苦、辛，平。归肺经。

【功效】宣肺，利咽，祛痰，排脓。

【产地】产于安徽、内蒙古、河北、河南、浙江、四川等地，其中安徽亳州、内蒙古赤峰为主产地。

【性状鉴别】

桔梗：正品；呈圆柱形或略呈纺锤形；表面淡黄白色至黄色；质脆，切面形成层环棕色，皮部黄白色，有裂隙，木部淡黄色；味微甜后苦。

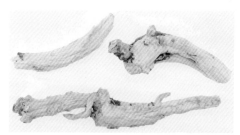

桔梗

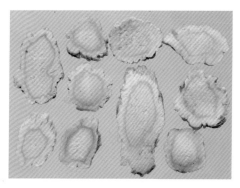

桔梗饮片（横切片）

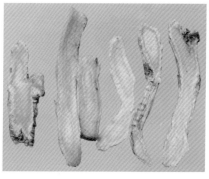

桔梗饮片（纵切片）

羊乳： 桔梗伪品；根的上部有环状横纹；质轻，松散，常为纵切，切面多裂隙；味甜、微苦。

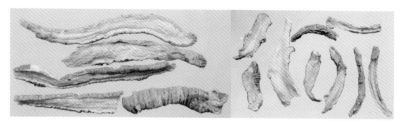

羊乳

桔梗伪品： 基源不明；质重，切片质地紧实，残留外皮处深褐色，根头常有膨大；切面皮部棕色，木部浅棕色，有明显的黄白色放射状纹理。

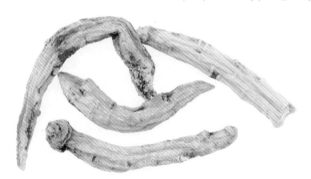

桔梗伪品

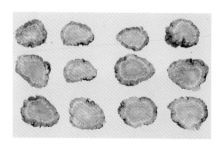

桔梗伪品饮片（横切片）

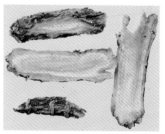

桔梗伪品饮片（纵切片）

菊花

【别名】白菊华、真菊、金菊、女华、女节、金蕊、甘菊等。

【来源】本品为菊科植物菊 *Chrysanthemum morifolium* Ramat. 的干燥头状花序。

【性味归经】甘、苦，微寒。归肺、肝经。

【功效】散风清热，平肝明目，清热解毒。

【产地】产于全国大部分地区，其中以安徽、浙江、河南、四川等为主产地。

【性状鉴别】

菊花（贡菊）：正品；花序中心内收，为淡黄色；总苞多为绿色，卵状稍宽，中心无棱状线。

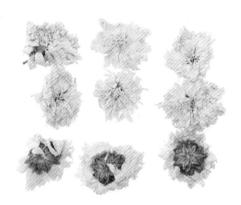

菊花（贡菊）

七月菊：菊花伪品；七月菊与贡菊类似，但中心多为米白色；总苞为绿色，呈长三角状卵形，中心有明显棱状线。

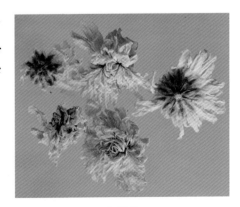

七月菊

144

卷柏

【别名】九死还魂草、见水还阳草、拳头草、回生草、铁拳头等。

【来源】本品为卷柏科植物卷柏 *Selaginella tamariscina*（Beauv.）Spring 或垫状卷柏 *Selaginella pulvinata*（Hook. et Grev.）Maxim. 的干燥全草。

【性味归经】辛，平。归肝、心经。

【功效】活血通经。

【产地】产于广东、广西、福建、江西、浙江、湖南、河北、辽宁等地。

【性状鉴别】

卷柏：正品之一；卷缩似拳状；枝丛生，扁而有分枝，向内卷曲；中叶（腹叶）两行，斜向上排列。

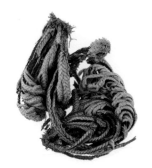

卷柏

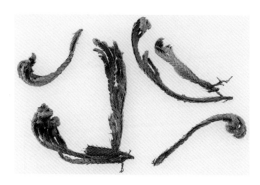

卷柏饮片

145

卷柏（垫状卷柏）：正品之一；中叶（腹叶）两行，直向上排列；叶片左右两侧不等，内缘较平直，外缘常因内折而加厚，呈全缘状。

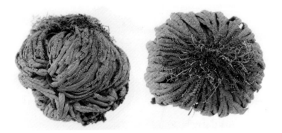

卷柏（垫状卷柏）

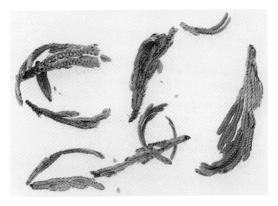

卷柏（垫状卷柏）饮片

卷柏劣品：常是带有较多根的卷柏，验收或采购时需要特别注意。

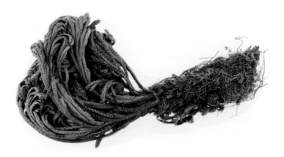

卷柏劣品

决明子

【**别名**】决明、草决明、马蹄决明、假绿豆等。

【**来源**】本品为豆科植物钝叶决明 *Cassia obtusifolia* L. 或决明（小决明）*Cassia tora* L. 的干燥成熟种子。

【**性味归经**】甘、苦、咸，微寒。归肝、大肠经。

【**功效**】清热明目，润肠通便。

【**产地**】产于河南、四川、安徽、广西、浙江、广东、湖北等地，其中河南、四川为主产地。

【**性状鉴别**】

决明子（决明）：正品之一；呈菱方形或短圆柱形，两端平行倾斜，一端较平坦，另一端斜尖；背腹面各有一突起的棱线，棱线两侧各有1条斜向对称而色较浅的线形凹纹。

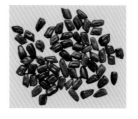

决明子（决明）

决明子（小决明）：正品之一；整体种子较小，且背腹面两侧各有一条较宽的浅黄棕色带状纹理。

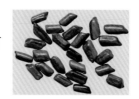

决明子（小决明）

望江南：决明子伪品；呈扁卵形，略有光泽，两面中央有凹陷；有的边缘有白色网纹，先端有一短尖突起，形似鸟喙。

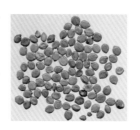

望江南

苦地丁

【别名】地丁、地丁草、小鸡菜等。

【来源】本品为罂粟科植物地丁草 *Corydalis bungeana* Turcz. 的干燥全草。

【性味归经】苦，寒。归心、肝、大肠经。

【功效】清热解毒，散结消肿。

【产地】主产于辽宁（千山）、北京、河北（沙河）、山西、河南、陕西、甘肃、四川、云南、贵州、湖北、江西、安徽、江苏、浙江、福建等地。

【性状鉴别】

苦地丁：正品；茎具5纵棱，断面中空；叶多皱缩破碎，完整叶片可见羽状全裂；花少见，花冠唇形，有距，淡紫色；蒴果扁长椭圆形，呈荚果状；种子扁心形，黑色，有光泽；味苦。

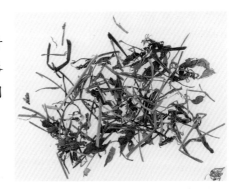

苦地丁

甜地丁：苦地丁伪品；全体有白毛，茎短而细，完整叶片可见羽状复叶；伞形花序，花冠蝶形；荚果圆柱形；根切面纤维性，皮部类白色，木部黄白色，具放射状纹理。

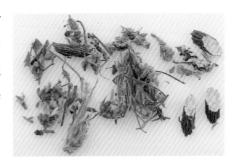

甜地丁

苦杏仁

【别名】杏核仁、杏子、木落子、杏仁、杏梅仁等。

【来源】本品为蔷薇科植物山杏 *Prunus armeniaca* L. var. *ansu* Maxim.、西伯利亚杏 *Prunus sibirica* L.、东北杏 *Prunus mandshurica*（Maxim.）Koehne 或杏 *Prunus armeniaca* L. 的干燥成熟种子。

【性味归经】苦，微温；有小毒。归肺、大肠经。

【功效】降气止咳平喘，润肠通便。

【产地】产于山西、河北、甘肃、陕西、内蒙古等地，其中山西运城，河北承德、赤城，甘肃庆阳、平凉、宁县等为主产地。

【性状鉴别】

苦杏仁与苦杏仁劣品：苦杏仁在贮藏不当的情况下，子叶会发生泛油现象，导致颜色变深、有异味，变成劣品。特别是炮制后的焯苦杏仁易变质。

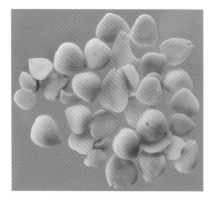

苦杏仁

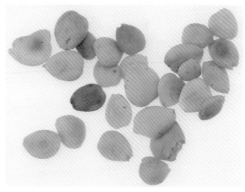

苦杏仁劣品

雷公藤

【别名】黄藤、南蛇根、黄藤木、黄腊藤、菜虫药、红药、水莽草等。

【来源】本品为卫矛科植物雷公藤 *Tripterygium wilfordii* Hook. f. 的干燥根或根的木质部。

【性味归经】苦、辛，寒；有大毒。归肝、肾经。

【功效】祛风除湿，活血通络，消肿止痛，杀虫，解毒。

【产地】主产于浙江、安徽、福建、湖南等地。

【性状鉴别】

　　雷公藤与雷公藤伪品：雷公藤药用部位为根，但在市场上见到的雷公藤伪品饮片多为地上茎，两者主要鉴别点在外皮和茎。正确入药部位根部木栓层易脱落，未脱落者易剥离；地上茎则不同，木栓层难剥离。另外，地上茎有髓，根则无髓。

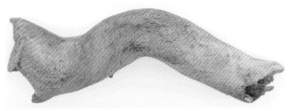
雷公藤

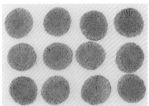
雷公藤饮片

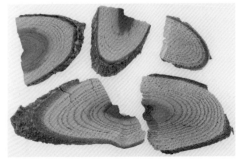
雷公藤伪品

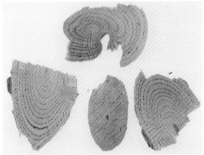
雷公藤伪品饮片

雷丸

【别名】雷矢、雷实、竹苓、木连子等。

【来源】本品为白蘑科真菌雷丸 *Omphalia lapidescens* Schroet. 的干燥菌核。

【性味归经】微苦，寒。归胃、大肠经。

【功效】杀虫消积。

【产地】主产于甘肃、江苏、浙江、河南等地。

【性状鉴别】

    雷丸：正品；菌核入药；外皮具有不规则网状细纹；断面常有大理石样花纹；嚼之有颗粒感，微带黏性，久嚼无渣。

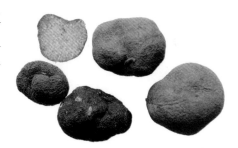

雷丸

    三叶青：雷丸伪品；块根入药；与雷丸主要区别为外皮多数较光滑，或有皱纹；断面平坦，粉性，浅棕红色或类白色，无大理石样花纹；味微甜。

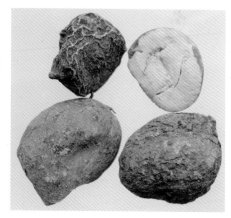

三叶青

荔枝核

【别名】荔仁、枝核、大荔核等。

【来源】本品为无患子科植物荔枝 *Litchi chinensis* Sonn. 的干燥成熟种子。

【性味归经】甘、微苦，温。归肝、肾经。

【功效】行气散结，祛寒止痛。

【产地】主产于广西玉州、北流，福建厦门等地。

【性状鉴别】

荔枝核：正品；呈长圆形或卵圆形，略扁；表面棕红色或紫棕色，平滑，有光泽。

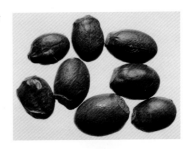

荔枝核

龙眼核：荔枝核伪品；呈类球形；表面紫棕色，一般较荔枝核色深，平滑，有光泽。

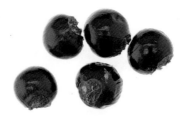

龙眼核

荔枝核劣品：多是陈货，表面颜色较淡，破损且不饱满。

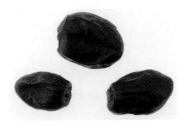

荔枝核劣品

连翘

【**别名**】青翘、落翘、黄花条、黄奇丹等。

【**来源**】本品为木犀科植物连翘 *Forsythia suspensa*（Thunb.）Vahl 的干燥果实。

【**性味归经**】苦，微寒。归肺、心、小肠经。

【**功效**】清热解毒，消肿散结，疏散风热。

【**产地**】产于山西、陕西、河南、河北等地，其中山西、陕西、河南为主产地。

【**性状鉴别**】

连翘（青）：正品之一；果实表面两面均有一条纵沟，表面有灰白色小点；种子多数一侧有翘，褐色；掰开有明显香气。

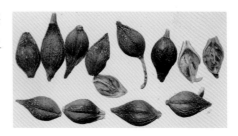

连翘（青）

连翘（老）：正品之一；性状相似，但多裂开成两瓣，种子脱落，揉搓后有淡淡香气。

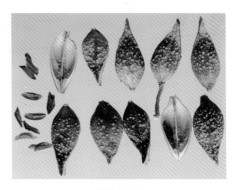

连翘（老）

153

金钟花果（青）：连翘（青）伪品；呈卵形或宽卵形；表面多褶皱，具小瘤点，种子多为淡黄棕色；掰开无连翘香气。

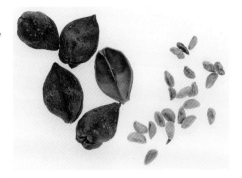

金钟花果（青）

金钟花果（老）：连翘（老）伪品；与金钟花果（青）性状一致，但多开裂，种子脱落。

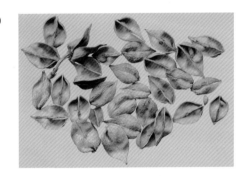

金钟花果（老）

紫丁香：连翘伪品；呈长卵形；多开裂成两瓣，种子脱落，但果实明显较连翘小；果实表面多有疣状突起，主要集中在中上部，近顶端有灰白色斑；无气味。

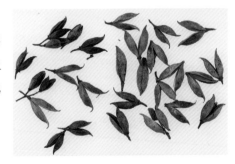

紫丁香

莲须

【**别名**】莲花蕊、莲蕊须等。

【**来源**】本品为睡莲科植物莲 *Nelumbo nucifera* Gaertn. 的干燥雄蕊。

【**性味归经**】甘、涩，平。归心、肾经。

【**功效**】固肾涩精。

【**产地**】产于湖南、福建、江苏、浙江等地。

【**性状鉴别**】

莲须与莲须劣品：由于莲须属于冷背药材（不常用或用量小的药材品种），市场流通有限，使用量较少，往往会致使其长年累月库存，变成陈货，成为劣品；莲须劣品偏黄褐色，不鲜亮；正品则黄绿色，色鲜亮。

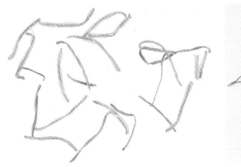
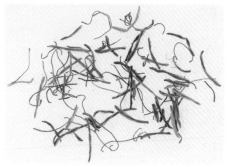

莲须　　　　　　　　　　　　　　莲须劣品

莲子

【别名】藕实、水芝丹、莲实等。

【来源】本品为睡莲科植物莲 *Nelumbo nucifera* Gaertn. 的干燥成熟种子。

【性味归经】甘、涩，平。归脾、肾、心经。

【功效】补脾止泻，止带，益肾涩精，养心安神。

【产地】产于全国各地，其中湖南湘潭、江西广昌、山东微山、福建建宁、湖北等为主产地。

【性状鉴别】

莲子：正品；药用莲子不去种皮，呈椭圆形或类球形；但多将莲子心除去，留有圆形小孔；其外表面红棕色，有细纵纹和脉纹；一端呈乳头状。

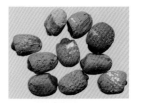

莲子

石莲子：莲子伪品；虽与莲子相同，但石莲子是果实入药，且是老熟坚硬的果实；其表面灰棕色或灰褐色，表面有白色粉；果皮坚硬。

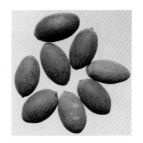

石莲子

去皮莲子：莲子伪品；不符合《中华人民共和国药典》（2020年版　一部）性状要求，不去外皮。

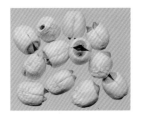

去皮莲子

莲子心

【别名】莲心、莲芯等。

【来源】本品为睡莲科植物莲 *Nelumbo nucifera* Gaertn. 的成熟种子中的干燥幼叶及胚根。

【性味归经】苦，寒。归心、肾经。

【功效】清心安神，交通心肾，涩精止血。

【产地】产于全国各地，其中湖南湘潭、江西广昌、山东微山、福建建宁、湖北等地为主产地。

【性状鉴别】

莲子心与莲子心劣品：正品与劣品主要区别在莲子心的变化；劣品主要是莲子心贮藏不当导致发黑、发霉，在应用过程中要特别注意。

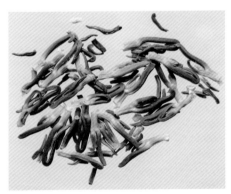

莲子心

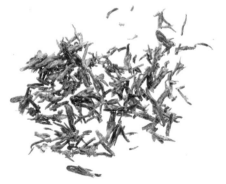

莲子心劣品

凌霄花

【**别名**】紫葳花、红花倒水莲、上树蜈蚣花、倒挂金钟等。

【**来源**】本品为紫葳科植物凌霄 *Campsis grandiflora*（Thunb.）K. Schum. 或美洲凌霄 *Campsis radicans*（L.）Seem. 的干燥花。

【**性味归经**】甘、酸，寒。归肝、心包经。

【**功效**】活血通经，凉血祛风。

【**产地**】产于全国各地，其中江苏、浙江等为主产地。

【**性状鉴别**】

凌霄花（美洲凌霄）：正品；花较大，萼筒钟状，先端5齿裂，裂片短三角状，长约为萼筒的1/3，萼筒外无明显的纵棱；花冠内表面具明显深棕色脉纹；微有香气，口尝味微苦且略酸。

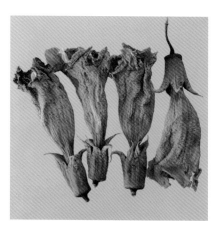

凌霄花（美洲凌霄）

泡桐花：凌霄花伪品；花萼外密被黄褐色茸毛，花冠内侧有紫色斑点，外表面密被茸毛；气微香，味微苦。

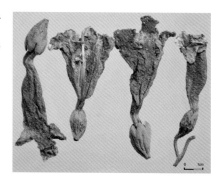

泡桐花

羚羊角

【别名】泠角、零羊角等。

【来源】本品为牛科动物赛加羚羊 *Saiga tatarica* Linnaeus 的角。

【性味归经】咸，寒。归肝、心经。

【功效】平肝息风，清肝明目，散血解毒。

【产地】主产于西伯利亚及小亚细亚一带；新疆北部边境亦产。

【性状鉴别】

　　羚羊角：正品；尖部以下有10~16个隆起环脊，间距约2 cm，手握四指正好嵌入凹处，称"合把"；隆起从基部开始，先端无；具骨塞；全体角质样半透明，有蜡样光泽；对光透视，上半段中央有一条隐约可辨的细孔道直通角尖，习称"通天眼"。

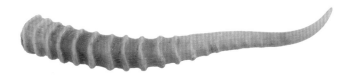

羚羊角

　　鹅喉羚羊角：羚羊角伪品；与羚羊角的区别主要在无"通天眼"，颜色为黑色，无蜡样光泽；有隆起的环脊，但基部有细环纹，无明显环，主要隆起集中在中部。

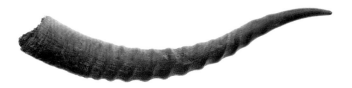

鹅喉羚羊角

羚羊角片：正品，羚羊角加工品；多为圆片，切面质地坚实，角质样，半透明，有纵向紧密纹理；中心有孔。

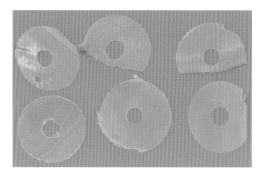

羚羊角片

山羊角片：羚羊角片伪品；多为纵刨片，切面质地较羚羊角质地疏松，纹理较乱；纵条边缘无隆起环节。

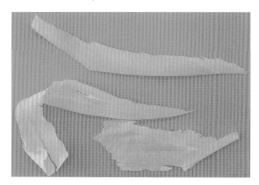

山羊角片

龙胆

【别名】草龙胆、龙胆草、四叶草、山龙胆等。

【来源】本品为龙胆科植物条叶龙胆 *Gentiana manshurica* Kitag.、龙胆 *Gentiana scabra* Bge.、三花龙胆 *Gentiana triflora* Pall. 或坚龙胆 *Gentiana rigescens* Franch. 的干燥根和根茎。前三种习称"龙胆"，后一种习称"坚龙胆"。

【性味归经】苦，寒。归肝、胆经。

【功效】清热燥湿，泻肝胆火。

【产地】主产于辽宁抚顺、西丰，云南云县、楚雄等地。

【性状鉴别】

龙胆：正品之一；根茎呈不规则块状；表面灰棕色，上端有显著的细密横皱纹；味极苦。

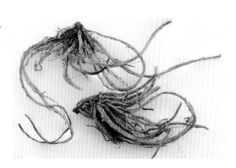

龙胆

坚龙胆：正品之一；根茎呈不规则块状；表面深棕色，无横皱纹，通体有纵向纹理。

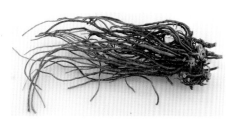

坚龙胆

牛膝须根：龙胆伪品；无环纹，切面有点状异型维管束；断面角质样，味微甜而稍苦涩。

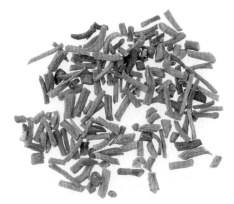

牛膝须根

桃儿七：龙胆伪品；根茎呈不规则结节状；须根圆柱形，表面棕褐色或棕黄色，具纵皱纹及须根痕；切面粉性；味苦。

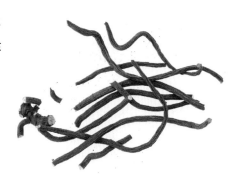

桃儿七

坚龙胆全草：龙胆伪品；一些民间用药会将坚龙胆全草入药；其特征比较明显，为全草，包括根、茎、叶等。

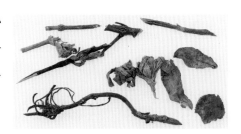

坚龙胆全草

龙骨

【别名】白龙骨、粉龙骨、土龙骨、五花龙骨等。

【来源】本品为古代哺乳动物如象类、犀类、三趾马类、牛类、鹿类等的骨骼化石或象类门齿的化石。

【性味归经】涩、甘，平。归心、肝、肾经。

【功效】镇惊安神，平肝潜阳，收敛固涩。

【产地】主产于山西、内蒙古、河北、河南、湖北、四川、陕西、甘肃等地。

【性状鉴别】

龙骨：正品；骨头外形，质地石化，刀刻有痕迹，水冲不掉色。

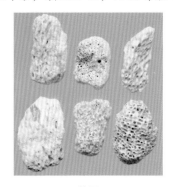

龙骨

龙骨伪品：多为现代骨头伪制，质地疏松，未石化，用手掰易断。

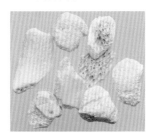 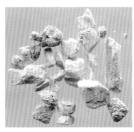 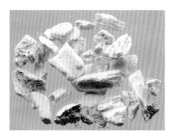

龙骨伪品1　　　　龙骨伪品2　　　　龙骨伪品3

漏芦

【别名】祁州漏芦、独花山牛蒡等。

【来源】本品为菊科植物祁州漏芦 *Rhaponticum uniflorum*（L.）DC. 的干燥根。

【性味归经】苦，寒。归胃经。

【功效】清热解毒，消痈，下乳，舒筋通脉。

【产地】主产于河南卢氏、嵩县，河北承德、张家口。

【性状鉴别】

漏芦：正品；表面暗棕色至黑褐色，粗糙，有网状裂纹；切面皮部黄白色至灰黄色，有放射状裂隙；气特异，味微苦。

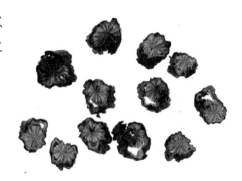

漏芦饮片

漏芦伪品：基源不明；表面棕褐色，粗糙，可见不规则的纵皱纹；切面棕色；木部黄白色；皮部有众多点状纤维束，且皮部较厚；味微苦。

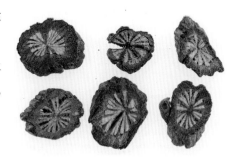

漏芦伪品

芦根

【别名】芦茅根、苇根、芦菇根、芦柴根等。

【来源】本品为禾本科植物芦苇 *Phragmites communis* Trin. 的新鲜或干燥根茎。

【性味归经】甘，寒。归肺、胃经。

【功效】清热泻火，生津止渴，除烦，止呕，利尿。

【产地】产于全国各地。

【性状鉴别】

芦根与芦根劣品：芦根正品颜色鲜亮，有光泽，内侧及切面黄白色，有环状孔隙；而芦根劣品主要是陈货或其他原因导致颜色发暗，内侧变黑。

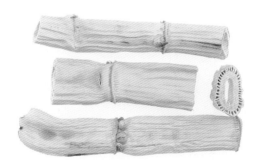

芦根

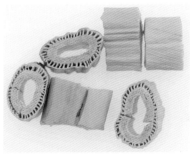

芦根饮片

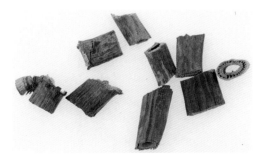

芦根劣品

鹿茸

【**别名**】茸角、黄毛茸等。

【**来源**】本品为鹿科动物梅花鹿 *Cervus nippon* Temminck 或马鹿 *Cervus elaphus* Linnaeus 的雄鹿未骨化密生茸毛的幼角。前者习称"花鹿茸"，后者习称"马鹿茸"。

【**性味归经**】甘、咸，温。归肾、肝经。

【**功效**】壮肾阳，益精血，强筋骨，调冲任，托疮毒。

【**产地**】鹿茸主产于吉林、辽宁、黑龙江等地。

【**性状鉴别**】

鹿茸：正品；鹿茸饮片是未骨化的，边缘有一圈透明的蜡样光泽，中心红淡黄色至褐色，具细密孔隙；外表面有茸毛。

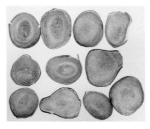 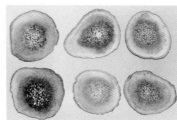

鹿茸（梅花鹿） 鹿茸（马鹿）

染色鹿角：鹿茸伪品；多是骨化的鹿角，外侧有明显的骨化带；中心是细密孔隙，质地坚硬；由于多是染色，整体颜色一致，故易于区分。

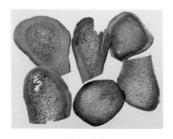

染色鹿角

罗布麻叶

【别名】吉吉麻、泽漆麻等。

【来源】本品为夹竹桃科植物罗布麻 *Apocynum venetum* L. 的干燥叶。

【性味归经】甘、苦，凉。归肝经。

【功效】平肝安神，清热利水。

【产地】产于我国东北、西北、华北等地，其中新疆、甘肃、青海、陕西等为主产地。

【性状鉴别】

　　罗布麻叶：正品；绿色，叶片呈椭圆状披针形或卵圆状披针形；边缘具细齿，常反卷，两面无毛。

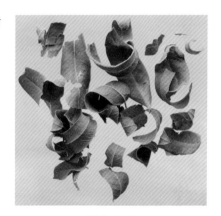

罗布麻叶

　　白麻叶：罗布麻叶伪品；上下表面有许多突起的颗粒，手触摸能够明显感觉到粗糙感；贮藏时间稍久则容易褪色，为黄绿色或黄白色。

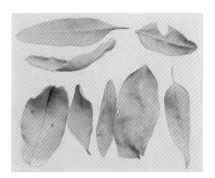

白麻叶

麻黄

【别名】麻黄草、龙沙等。

【来源】本品为麻黄科植物草麻黄 *Ephedra sinica* Stapf、中麻黄 *Ephedra intermedia* Schrenk et C. A. Mey. 或木贼麻黄 *Ephedra equisetina* Bge. 的干燥草质茎。

【性味归经】辛、微苦，温。归肺、膀胱经。

【功效】发汗散寒，宣肺平喘，利水消肿。

【产地】主产于内蒙古、陕西、山西、甘肃、新疆、河北等地。

【性状鉴别】

　　麻黄（草麻黄）：正品；呈细长圆柱形；表面淡黄绿色至黄绿色，粗糙，有细纵脊线；节上有膜质鳞叶，裂片2（稀3），锐三角形，先端灰白色，反曲，基部联合成筒状，红棕色；切面中心显红黄色。

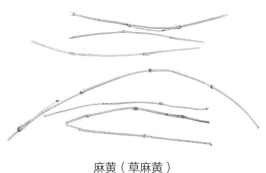

麻黄（草麻黄）　　　　　　　　　　麻黄（草麻黄）饮片

问荆： 麻黄伪品；茎略扁，多分枝，枝细，表面浅绿色；小分枝轮生；质地柔软，质轻，与麻黄区别明显。

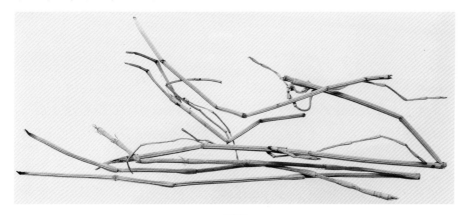

问荆

木贼： 麻黄伪品；呈长管状，不分枝，表面有18~30条纵棱；节明显，节上着生筒状鳞叶，叶鞘基部和鞘齿黑棕色，中部淡棕黄色；体轻，切面中空，周边有多数圆形的小空腔；嚼之有砂粒感。

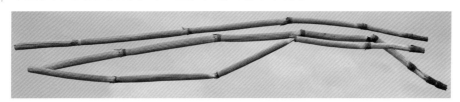

木贼

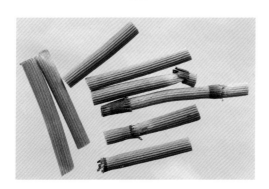

木贼饮片

马钱子

【别名】番木鳖、苦实把豆儿、火失刻把都、苦实、马前等。

【来源】本品为马钱科植物马钱 *Strychnos nux-vomica* L. 的干燥成熟种子。

【性味归经】苦，温；有大毒。归肝、脾经。

【功效】通络止痛，散结消肿。

【产地】产于印度、越南、缅甸、泰国、斯里兰卡等地。

【性状鉴别】

马钱子：正品；呈纽扣状圆板形；形状规则，边缘无沿边环纹（侧观无隆起）。

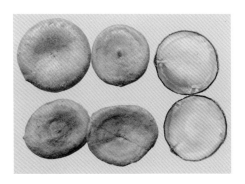

马钱子

山马钱子：马钱子伪品；常为盘状椭圆形；边缘有沿边环纹（侧观有隆起）。

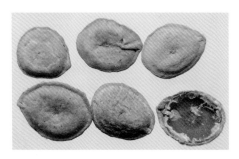

山马钱子

麦冬

【别名】麦门冬、沿阶草、川麦冬、寸冬等。

【来源】本品为百合科植物麦冬 *Ophiopogon japonicus*（L. f）Ker-Gawl. 的干燥块根。

【性味归经】甘、微苦，微寒。归心、肺、胃经。

【功效】养阴生津，润肺清心。

【产地】产于四川、浙江等地，其中四川三台为主产地。

【性状鉴别】

麦冬：正品；呈纺锤形，两端略尖，手触之无明显针刺感；表面具细皱纹，质地柔韧，手掰不易折断；通体呈半透明状，中柱细小。

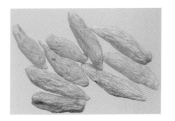

麦冬

短葶山麦冬：麦冬伪品；稍扁，常中间膨大，较麦冬个头小；具粗纵纹。

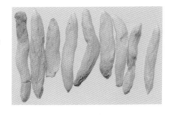

短葶山麦冬

湖北麦冬：麦冬伪品；呈纺锤形，两端略尖，手触之有明显针刺感，表面具不规则皱纹；贮藏稍久后质地硬脆，易于折断。

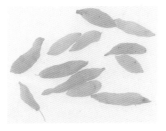

湖北麦冬

蔓荆子

【别名】蔓荆实、荆条子、荆子、白布荆等。

【来源】本品为马鞭草科植物单叶蔓荆 *Vitex trifolia* L. Var. *simplicifolia* Cham. 或蔓荆 *Vitex trifolia* L. 的干燥成熟果实。

【性味归经】辛、苦，微寒。归膀胱、肝、胃经。

【功效】疏散风热，清利头目。

【产地】产于江西、云南、山东、安徽以及越南，其中江西、云南为主产地。

【性状鉴别】

蔓荆子：正品；呈球形，个头较大；表面被灰白色粉霜状茸毛，有4条纵向浅沟，基部有灰白色宿萼及短果梗，宿萼长为果实的1/3~2/3。

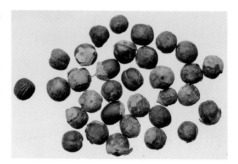

蔓荆子

黄荆子：蔓荆子伪品；呈卵圆形，个头小；宿萼钟形，包被果实2/3或更多；外面有5~10条纵脉纹，其中5条甚明显；果实表面棕褐色，较光滑，微显细纵纹。

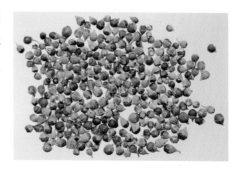

黄荆子

没药

【别名】末药、明没药等。

【来源】本品为橄榄科植物地丁树 *Commiphora myrrha* Engl. 或哈地丁树 *Commiphora molmol* Engl. 的干燥树脂。分为天然没药和胶质没药。

【性味归经】辛、苦，平。归心、肝、脾经。

【功效】散瘀定痛，消肿生肌。

【产地】产于东非，其中索马里、埃塞俄比亚、苏丹及阿拉巴半岛南部等国家为主产地。

【性状鉴别】

没药与没药劣品：正品与劣品主要区别是杂质含量；劣品主要是杂质含量超过《中华人民共和国药典》（2020 年版　一部）规定的标准；天然没药渗出的树脂易将枯枝、烂叶、灰尘等包裹在周身，从而造成杂质超标。

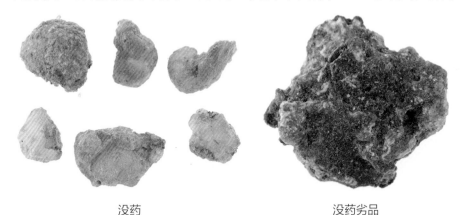

没药　　　　　　　　　　没药劣品

玫瑰花

【**别名**】徘徊花、笔头花、湖花等。

【**来源**】本品为蔷薇科植物玫瑰 *Rose rugosa* Thunb. 的干燥花蕾。

【**性味归经**】甘、微苦，温。归肝、脾经。

【**功效**】行气解郁，和血，止痛。

【**产地**】主产于浙江、江苏、福建、山东、四川、河北等地。

【**性状鉴别**】

玫瑰花：正品；花托为半球形；花柱多数，柱头在花托口集成头状，略突出，短于雄蕊，

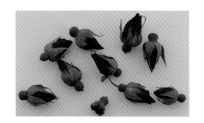

玫瑰花

月季花：玫瑰花伪品；花托为长圆形，柱头多数花柱伸出花托口，雌蕊伸出雄蕊群。

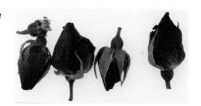

月季花

金边玫瑰花：玫瑰花伪品；萼片边缘颜色为黄白色，习称"金边"，主要为茶饮，一般不作药用。

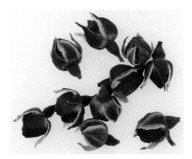

金边玫瑰花

密蒙花

【别名】蒙花、蒙花珠、糯米花、水锦花、鸡骨头花等。

【来源】本品为马钱科植物密蒙花 *Buddleja officinalis* Maxim. 的干燥花蕾和花序。

【性味归经】甘，微寒。归肝经。

【功效】清热泻火，养肝明目，退翳。

【产地】产于湖北、四川、陕西、河南、广东、湖南、云南等地。

【性状鉴别】

密蒙花：正品；多为花蕾密聚的花序小分枝，呈不规则圆锥状；表面灰黄色或棕黄色，密被茸毛；花蕾呈短棒状，上端略大；花萼钟状，先端4齿裂；花冠筒状，与萼等长或稍长，先端4裂。

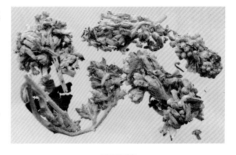

密蒙花

结香花：密蒙花伪品；花序呈半球形，全体被淡黄色茸毛；花蕾棒状，表面被浅黄色或灰白色且具光泽的绢丝状茸毛。

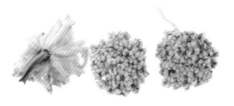

结香花

绵马贯众

【别名】贯众、牛毛黄、野鸡膀子等。

【来源】本品为鳞毛蕨科植物粗茎鳞毛蕨 *Dryopteris crassirhizoma* Nakai 的干燥根茎和叶柄残基。

【性味归经】苦，微寒；有小毒。归肝、胃经。

【功效】清热解毒，杀虫。

【产地】产于黑龙江、吉林、辽宁、内蒙古、河北、甘肃等地。

【性状鉴别】

绵马贯众：正品；表面密被排列整齐的叶柄残基及鳞片；叶柄残基呈扁圆形；断面略平坦，棕色，有黄白色维管束5~13个，环列；断面深绿色至棕色。

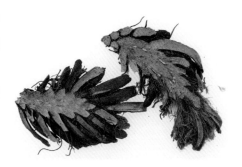

绵马贯众

狗脊贯众：绵马贯众伪品；叶柄残基近半圆柱形，呈镰刀状弯曲，背面呈肋骨状，下端膨大；横切面可见维管束2~4个，腹面的一对较大，呈八字形或略弯曲成双曲形排列。

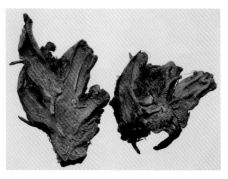

狗脊贯众

苏铁蕨：绵马贯众伪品；横切片密被极短的叶柄基、少量鳞片；切面密被黑色小点；皮层有一环黄色点状维管束，单个维管束多呈"U""V"形。

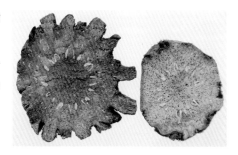

苏铁蕨

紫萁贯众：绵马贯众伪品；根茎横生或斜生，上侧密生叶柄残基；叶柄基部呈扁圆形，斜向上，断面有"U"形筋脉纹，常与皮部分开。

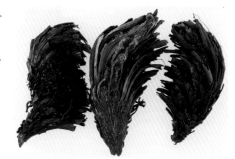

紫萁贯众

明党参

【别名】土人参、粉沙参、明参、山萝卜等。

【来源】本品为伞形科植物明党参 *Changium smyrnioides* Wolff 的干燥根。

【性味归经】甘、微苦，微寒。归肺、脾、肝经。

【功效】润肺化痰，养阴和胃，平肝，解毒。

【产地】主产于安徽安庆、江苏句容、浙江吴兴等地。

【性状鉴别】

明党参：正品；根上部表面没有明显环纹，皮部窄，约为断面的 1/3；皮部有放射状纹理；木部类白色。

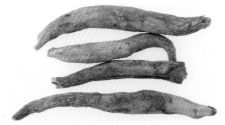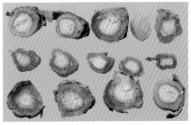

明党参　　　　　　　　　　　　　　明党参饮片

川明参：明党参伪品；根上部表面可见明显环纹或细密皱纹，皮部宽，约为断面的 1/2，且皮部有 2~3 个类白色断续同心环纹；木部颜色与皮部颜色一致，有放射状纹理。

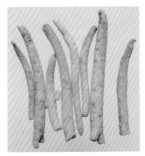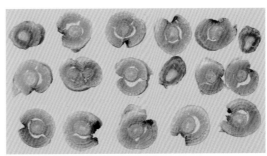

川明参　　　　　　　　　　　　　　川明参饮片

牡丹皮

【别名】丹皮、粉丹皮、木芍药、洛阳花等。

【来源】本品为毛茛科植物牡丹 *Paeonia suffruticosa* Andr. 的干燥根皮。

【性味归经】苦、辛，微寒。归心、肝、肾经。

【功效】清热凉血，活血化瘀。

【产地】主产于安徽、四川、重庆、陕西等地。

【性状鉴别】

牡丹皮：正品；将栓皮刮去多显粉红色，富粉性；切面平坦，淡粉红色，粉性足；气芳香。

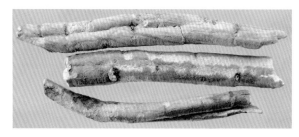 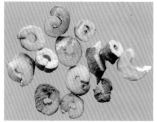

牡丹皮　　　　　　　　　　　　牡丹皮饮片

牡丹皮劣品：主要是没有抽芯的药材或饮片。

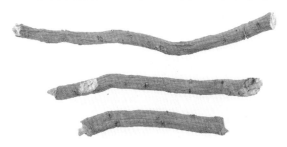 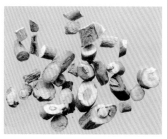

牡丹皮劣品　　　　　　　　　　牡丹皮劣品饮片

木通

【别名】八月瓜藤、活血藤等。

【来源】本品为木通科植物木通 *Akebia quinata*（Thunb.）Decne.、三叶木通 *Akebia trifoliata*（Thunb.）Koidz. 或白木通 *Akebia trifoliata*（Thunb.）Koidz. var. *australis*（Diels）Rehd. 的干燥藤茎。

【性味归经】苦，寒。归心、小肠、膀胱经。

【功效】利尿通淋，清心除烦，通经下乳。

【产地】产于长江流域各省份，其中四川北川、万源、青川，陕西商洛等为主产地。

【性状鉴别】

木通（三叶木通）：正品；呈圆形、椭圆形或不规则形片；外表皮多为灰棕色或灰褐色；切面射线呈放射状排列，髓小或有时中空。

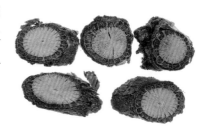

木通（三叶木通）

川木通：木通伪品；呈类圆形厚片；切面边缘不整齐，残存皮部黄棕色；木部浅黄棕色或浅黄色，有黄白色放射状纹理及裂隙，其间密布细孔状导管，髓部较小，类白色或黄棕色，偶有空腔。

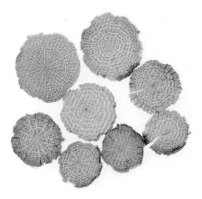

川木通

关木通：木通伪品；为圆形片，表面黄色或黄白色；木部宽广，导管孔大，多层环形排列呈筛网状，射线色浅，髓部不明显；周边灰黄色，粗糙；体轻，质硬。

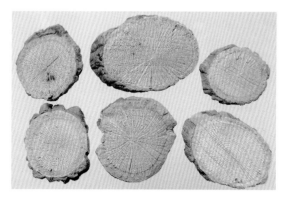

关木通

木通伪品：基源不明；切面导管孔环状排列，皮部较厚，多为灰棕色，木部金黄色。

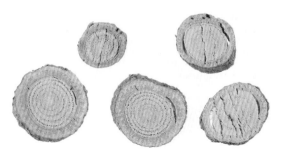

木通伪品

木香

【别名】广木香、蜜香、南木香、云木香、五木香等。

【来源】本品为菊科植物木香 *Aucklandia lappa* Decne. 的干燥根。

【性味归经】辛、苦，温。归脾、胃、大肠、三焦、胆经。

【功效】行气止痛，健脾消食。

【产地】产于云南、四川、重庆等地，其中云南和四川为主产地。

【性状鉴别】

　　木香：正品；表面有明显的皱纹、纵沟及侧根痕；质坚，切面棕黄色至棕褐色，周边灰黄色或浅棕黄色，形成层环棕色，有放射状纹理及散在的褐色点状油室；皮部厚度比川木香厚；气香特异，味微苦。

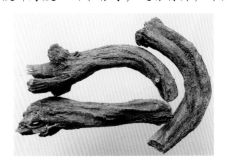

木香

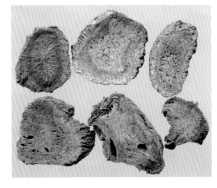

木香饮片

川木香：木香伪品；呈圆柱形或有纵槽的半圆柱形；表面具纵皱纹，外皮脱落处可见丝瓜络状细筋脉；根头偶有黑色发黏的胶状物，习称"油头"；体较轻，质硬脆，切面黄白色至黄棕色，有深棕色稀疏油点及裂隙，木部宽广，有放射状纹理，皮部较窄；有的中心呈枯朽状丝瓜络纹理；气微香，嚼之黏牙。

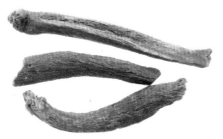
川木香

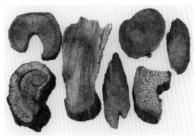
川木香饮片

土木香：木香伪品；表面有纵皱纹及须根痕；根头粗大；质坚硬，切面灰褐色至暗棕色，有凹点状油室；气微香。

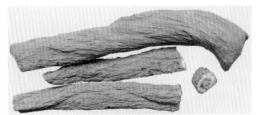
土木香

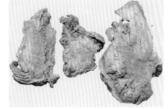
土木香饮片

青木香：木香伪品；表面粗糙不平，有纵皱纹及须根痕；质脆，切面皮部淡黄色，木部宽广，有类白色射线，呈放射状排列，形成层环明显，黄棕色；气香特异，味苦。

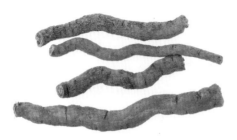
青木香

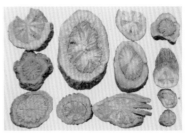
青木香饮片

木瓜

【别名】皱皮木瓜、铁脚梨、宣木瓜等。

【来源】本品为蔷薇科植物贴梗海棠 *Chaenomeles speciosa*（Sweet）Nakai 的干燥近成熟果实。

【性味归经】酸，温。归肝、脾经。

【功效】舒筋活络，和胃化湿。

【产地】产于四川、湖北、云南、贵州、安徽、河南、山东、江苏等地，其中四川、湖北为主产地。

【性状鉴别】

木瓜：正品；药材呈两瓣，表面有明显不规则的深皱纹；剖面边缘内卷；饮片呈月牙形薄片，表面有不规则的深皱纹。

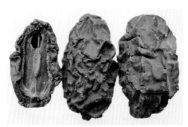
木瓜

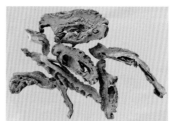
木瓜饮片

光皮木瓜：木瓜伪品；药材果皮光滑或稍粗糙；饮片呈月牙形或椭圆形；切面颗粒性；嚼之有砂粒感。

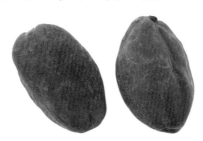
光皮木瓜

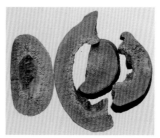
光皮木瓜饮片

184

南沙参

【别名】四叶沙参、龙须沙参、山沙参等。

【来源】本品为桔梗科植物轮叶沙参 *Adenophora tetraphylla*（Thunb.）Fisch. 或沙参 Adenophora stricta Miq. 的干燥根。

【性味归经】甘，微寒。归肺、胃经。

【功效】养阴清肺，益胃生津，化痰，益气。

【产地】产于贵州、甘肃、吉林、内蒙、辽宁等地，其中贵州、甘肃、吉林为主产地。

【性状鉴别】

南沙参：正品；刮去粗皮，外皮黄白色或淡棕黄色，上部有明显深陷的环纹；体轻，质松泡，黄白色，裂隙较多；味微甘。

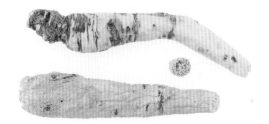

南沙参

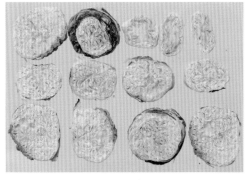

南沙参饮片

185

丝石竹：南沙参伪品；多未除去粗皮，表面颜色较深，上部无明显深陷环纹；质坚实，切面有3~4个黄白相间的环状花纹；味苦辛，有刺激性。

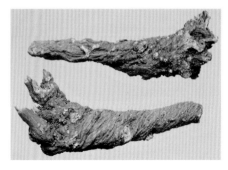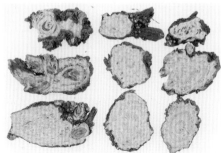

丝石竹 丝石竹饮片

南沙参劣品：主要是未除去粗皮，与《中华人民共和国药典》（2020年版 一部）规定性状不符。

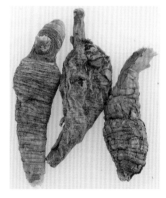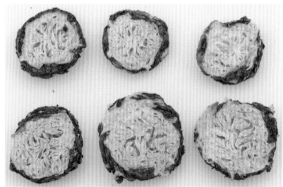

南沙参劣品 南沙参劣品饮片

牛蒡子

【别名】恶实、鼠粘子、黍粘子、大力子等。

【来源】本品为菊科植物牛蒡 *Arctium lappa* L. 的干燥成熟果实。

【性味归经】辛、苦，寒。归肺、胃经。

【功效】疏散风热，宣肺透疹，解毒利咽。

【产地】产于四川、甘肃、新疆等地，其中四川简阳为主产地。

【性状鉴别】

　　牛蒡子：正品；瘦果，呈长倒卵形；顶端钝圆，稍宽，端面有圆环；基部较窄，表面有明显纵棱，中间1~2条较明显，表面有灰褐色、紫黑色斑点；整体观察上下两端均较为平截。

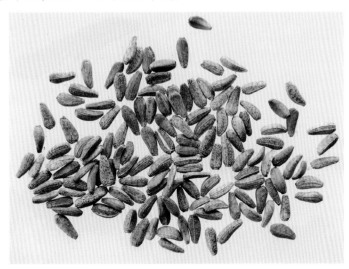

牛蒡子

水飞蓟：牛蒡子伪品；瘦果，表面光滑，无明显纵棱；表面无斑点。

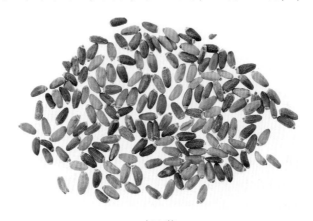

水飞蓟

紫穗槐：牛蒡子伪品；荚果，果实多呈镰刀形，基部多有钟状萼；表面有疣状腺点。

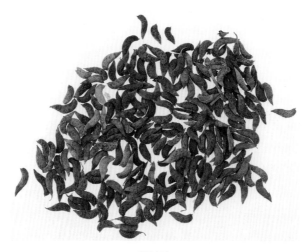

紫穗槐

牛膝

【别名】怀牛膝、红牛膝、牛磕膝、牛克膝等。

【来源】本品为苋科植物牛膝 *Achyranthes bidentata* Bl. 的干燥根。

【性味归经】苦、甘、酸，平。归肝、肾经。

【功效】逐瘀通经，补肝肾，强筋骨，利尿通淋，引血下行。

【产地】产于河南、河北、内蒙古等地，其中河南武陟、河北安国等为主产地。

【性状鉴别】

牛膝：正品；呈圆柱形的段；质硬脆，受潮后变软；切面平坦，略呈角质样而油润，中心维管束木质部较大，黄白色，其外周散有多数黄白色点状维管束，断续排列成2~4轮；味微甜而稍苦涩。

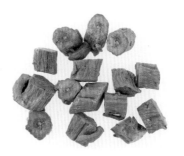

牛膝

土牛膝：牛膝伪品；根茎处切面有明显的维管束同心环，根切面有1~4层排列的维管束小点。

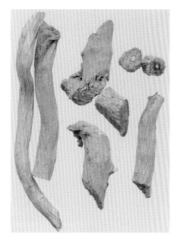

土牛膝

189

川牛膝：牛膝伪品；呈近圆柱形段；质韧，不易折断；切面有点状维管束，排列成数轮同心环；味甜。

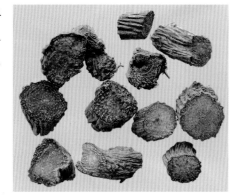

川牛膝

牛膝劣品：主要是陈货，或因贮藏不当导致泛糖变软，颜色明显变深，多透出暗色；断面发黑，质软，有特异的气味。

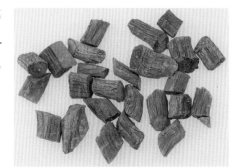

牛膝劣品

女贞子

【别名】女贞实、冬青子、爆格蚤、白蜡树子、鼠梓子等。

【来源】本品为木犀科植物女贞 *Ligustrum lucidum* Ait. 的干燥成熟果实。

【性味归经】甘、苦，凉。归肝、肾经。

【功效】滋补肝肾，明目乌发。

【产地】全国除新疆、青海、西藏外，其他地区均可种植，其中河南、湖南、安徽等为主产地。

【性状鉴别】

女贞子：正品；大多呈卵形、椭圆形，也有肾形；表面黑紫色或灰黑色，果皮易剥离，露出的内果皮具纵棱；味甘、微苦、涩。

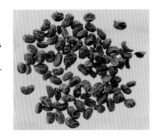

女贞子

鸦胆子：女贞子伪品；呈卵形，表面黑色或棕色，有隆起的网状皱纹；两侧有明显的棱线，顶端渐尖；味极苦。

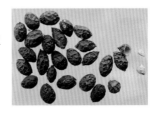

鸦胆子

女贞子劣品：多是一些抢青货（未到完全成熟时采收），干燥后大部分呈肾形，部分表面发绿，性状不符合《中华人民共和国药典》（2020年版 一部）的规定。

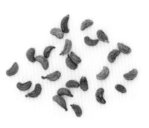

女贞子劣品

蕲蛇

【别名】大白花蛇、白花蛇、五步蛇、百步蛇等。

【来源】本品为蝰科动物五步蛇 *Agkistrodon acutus*（Güenther）的干燥体。

【性味归经】甘、咸，温；有毒。归肝经。

【功效】祛风，通络，止痉。

【产地】主产于浙江、江西、福建等地。

【性状鉴别】

蕲蛇：正品；头呈三角形而扁平；翘鼻头（吻端向上）；方胜纹（背部两侧各有黑褐色与浅棕色组成的"V"形斑纹 17~25 个（其"V"形的两上端在背中线上相接）；连珠斑（腹部有黑色类圆形的斑点）；佛指甲（尾部骤细，末端有三角形深灰色的角质鳞片 1 枚）。

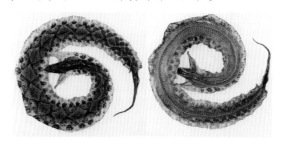

蕲蛇

蝮蛇：蕲蛇伪品；头呈方圆柱形；背鳞起棱，体背色斑变化较大，一般呈交互排列的黑褐色圆形或波状的横斑纹；无翘鼻头、方胜纹、连珠斑和佛指甲。

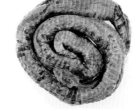

蝮蛇

千年健

【别名】一包针、千年见、千颗针、丝棱线等。

【来源】本品为天南星科植物千年健 *Homalomena occulta*（Lour.）Schott 的干燥根茎。

【性味归经】苦、辛，温。归肝、肾经。

【功效】祛风湿，壮筋骨。

【产地】主产于广东、海南、广西、云南等地。

【性状鉴别】

千年健与千年健劣品：正品与劣品主要区别在切面的颜色；劣品颜色较淡，多为淡黄棕色，与正常饮片的切面色泽度差异明显。

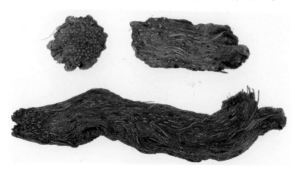

千年健

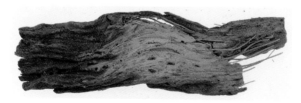

千年健劣品

前胡

【别名】水前胡、官前胡等。

【来源】本品为伞形科植物白花前胡 *Peucedanum praeruptorum* Dunn 的干燥根。

【性味归经】苦、辛，微寒。归肺经。

【功效】降气化痰，散风清热。

【产地】产于安徽、浙江、湖北、江西等地，其中安徽宣城、浙江淳安为主产地。

【性状鉴别】

前胡：正品；外表皮黑褐色或灰黄色，有时可见残留的纤维状叶鞘残基；切面黄白色至淡黄色，皮部散有多数棕黄色油点，可见一棕色环纹及放射状纹理；显微镜下木质部有木纤维和散在的油管。

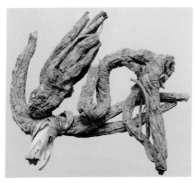

前胡

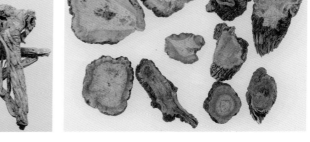

前胡饮片

紫花前胡：前胡伪品；外表皮棕色或黑棕色，根头部偶有残留茎基和膜状叶鞘残基，可见灰白色横向皮孔样突起和点状须根痕；质硬，切面类白色，皮部较窄，散有少数黄色油点；显微镜下木质部少见木纤维，没有散在的油管。

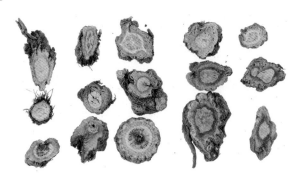

紫花前胡饮片

茜草

【别名】茜根、四轮草、地苏木、活血丹等。

【来源】本品为茜草科植物茜草 *Rubia cordifolia* L. 的干燥根和根茎。

【性味归经】苦，寒。归肝经。

【功效】凉血，祛瘀，止血，通经。

【产地】产于全国各地，其中陕西、河南、安徽、河北、山东等为主产地。

【性状鉴别】

茜草：正品；根表面红棕色或暗棕色；断面皮部陕，柴红色，木部宽广，浅黄色，导管孔多数，中心无孔洞；味微苦，嚼之唾液变红。

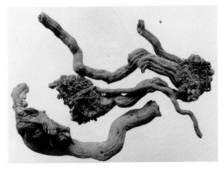

茜草

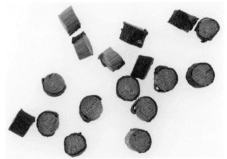

茜草饮片

大叶茜草：茜草伪品；较粗壮，切面中心有明显孔洞。

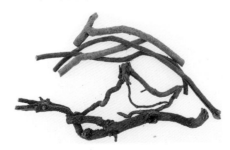

大叶茜草

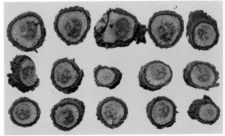

大叶茜草饮片

羌活

【别名】羌青、羌滑、护羌使者、胡王使者、退风使者等。

【来源】本品为伞形科植物羌活 *Notopterygium incisum* Ting ex H. T. Chang 或宽叶羌活 *Notopterygium franchetii* H. de Boiss. 的干燥根茎和根。

【性味归经】辛、苦，温。归膀胱、肾经。

【功效】解表散寒，祛风除湿，止痛。

【产地】主产于四川甘孜、阿坝、小金，甘肃民乐等地。

【性状鉴别】

羌活：正品；可分为蚕羌、竹节羌、大头羌等。其体轻，质脆，易折断，切面有裂隙，皮部色深，黄棕色至暗棕色；木部色浅，黄白色，射线明显；髓部黄色至黄棕色；气香，味微苦而辛。

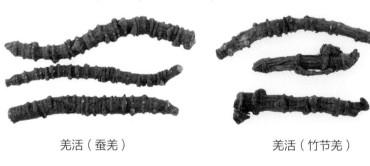

羌活（蚕羌）　　　　　　　　　　羌活（竹节羌）

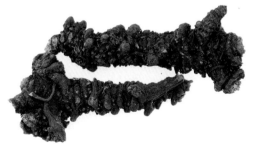

羌活（大头羌）

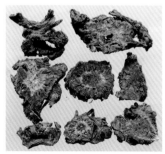

羌活（大头羌）饮片

197

羌活伪品：基源不明；断面颜色较正品淡，不呈现三色反差；外表面隆起环节较羌活不明显；香气淡。

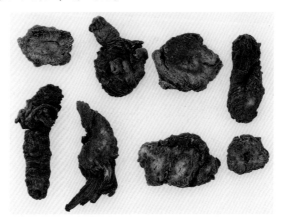

羌活伪品

秦艽

【别名】左秦艽、秦胶、秦纠等。

【来源】本品为龙胆科植物秦艽 *Gentiana macrophylla* Pall.、麻花秦艽 *Gentiana straminea* Maxim.、粗茎秦艽 *Gentiana crassicaulis* Duthie ex Burk. 或小秦艽 *Gentiana dahurica* Fisch. 的干燥根。前三种按性状不同分别习称"秦艽"和"麻花艽"，后一种习称"小秦艽"。

【性味归经】辛、苦，平。归胃、肝、胆经。

【功效】祛风湿，清湿热，止痹痛，退虚热。

【产地】产于四川、云南、甘肃、西藏、青海、陕西等地，其中四川甘孜、云南玉龙、甘肃正宁等为主产地。

【性状鉴别】

　　秦艽：正品之一；呈类圆柱形，上粗下细，扭曲不直；顶端有残存茎基及纤维状叶鞘，顶端与茎连接处无明显变细情况；切面略显油性，气特异。

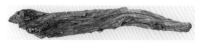

秦艽

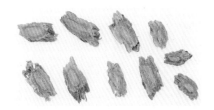

秦艽饮片

　　秦艽（麻花秦艽）：正品之一；呈类圆锥形，多由数个小根纠聚而膨大；切面多松散，多呈枯朽状。

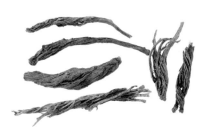

秦艽（麻花秦艽）

秦艽（粗茎秦艽）： 正品之一；顶端有残存茎基及纤维状叶鞘，顶端与茎连接处有明显变细情况。

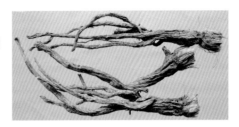

秦艽（粗茎秦艽）

秦艽（小秦艽）： 正品之一；个头小，茎细；主根通常1个，残存的茎基有纤维状叶鞘，下部多分枝。

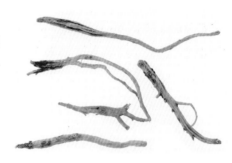

秦艽（小秦艽）

独一味根： 秦艽伪品；呈圆柱形，少分枝，根茎短，周围有疔疤或芽；根扭曲不直；切面可见暗色环，中心浅黄色，木质部突起形成花纹；口尝有麻舌感。

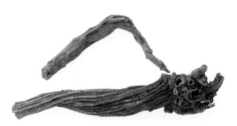

独一味根

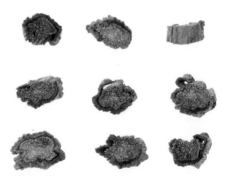

独一味根饮片

200

秦皮

【别名】蜡树皮、青榔木、鸡糠树、秦白皮、白荆树等。

【来源】本品为木犀科植物苦枥白蜡树 *Fraxinus rhynchophylla* Hance、白蜡树 *Fraxinus chinensis* Roxb.、尖叶白蜡树 *Fraxinus szaboana* Lingelsh. 或宿柱白蜡树 *Fraxinus stylosa* Lingelsh. 的干燥枝皮或干皮。

【性味归经】苦、涩，寒。归肝、胆、大肠经。

【功效】清热燥湿，收涩止痢，止带，明目。

【产地】苦枥白蜡树主产于辽宁、吉林、黑龙江；白蜡树主产于四川；尖叶白蜡树和宿柱白蜡树主产于陕西。

【性状鉴别】

秦皮：正品；外表面灰棕色，具龟裂状沟纹及红棕色圆形或横长的皮孔；质坚硬，断面纤维性较强；日光下水试可见碧蓝色荧光。

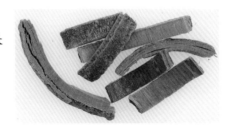

秦皮

秦皮伪品：基源不明；外表面浅灰棕色，皮孔少；内表面暗棕色，有细纹；日光下水试无荧光。

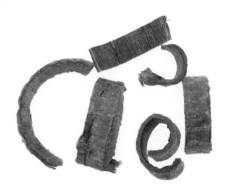

秦皮伪品

青果

【别名】橄榄、甘榄、白榄等。

【来源】本品为橄榄科植物橄榄 *Canarium album* Raeusch. 的干燥成熟果实。

【性味归经】甘、酸，平。归肺、胃经。

【功效】清热解毒，利咽，生津。

【产地】主产于福建闽侯、重庆江津、四川石棉等地。

【性状鉴别】

青果：正品；呈纺锤形，两端钝尖；表面具不规则皱纹；果肉灰棕色或棕褐色，质地硬；断面分3室；久嚼微甜。

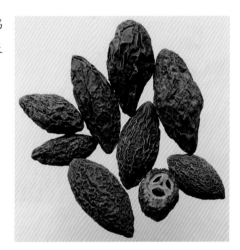

青果

西青果：青果伪品；呈长卵形，略扁；表面有明显的纵皱纹；质地坚硬，断面褐色，常有空心；味苦、涩、微甘。

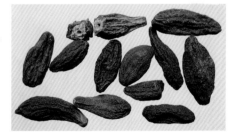

西青果

青葙子

【别名】野鸡冠花、狼尾花、牛尾巴花子等。

【来源】本品为苋科植物青葙 *Celosia argentea* L. 的干燥成熟种子。

【性味归经】苦，微寒。归肝经。

【功效】清肝泻火，明目退翳。

【产地】产于全国各地。

【性状鉴别】

  青葙子：正品；多呈扁圆形，少数呈圆肾形，直径 1~1.5 mm；表面有花纹，但不明显；侧边凹陷处有种脐，成"W"形，多在正中间。

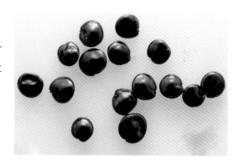

青葙子

  鸡冠花子：青葙子伪品；呈扁圆形，稍大；表面有明显花纹；侧边凹陷有种脐，成"W"形，多偏向一侧。

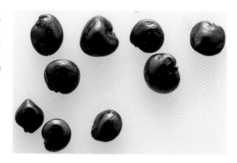

鸡冠花子

穗状鸡冠花子：青葙子伪品；呈扁圆形，较小，直径常小于1mm；表面有明显花纹；侧边凹陷有种脐，成"W"形，但"W"一端明显增大或偏斜。

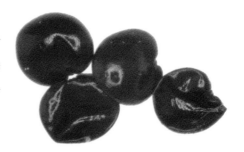

穗状鸡冠花子

反枝苋子：青葙子伪品；种子细小，呈倒卵形，两面突起；种脐端突出，种脐凹陷。

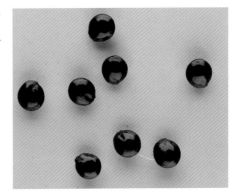

反枝苋子

204

苘麻子

【别名】苘实、苘麻实、青麻、白麻等。

【来源】本品为锦葵科植物苘麻 *Abutilon theophrasti* Medic. 的干燥成熟种子。

【性味归经】苦，平。归大肠、小肠、膀胱经。

【功效】清热解毒，利湿，退翳。

【产地】除青藏高原外，各地均产，其中四川、湖北、河南、江苏为主产地。

【性状鉴别】

苘麻子：正品；呈三角状肾形，较磨盘草子大；表面有白色稀疏的茸毛，凹陷处有类椭圆状种脐，淡棕色，四周有放射状细纹。

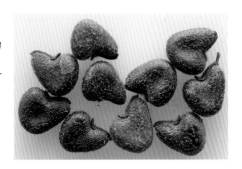

苘麻子

磨盘草子：苘麻子伪品；呈肾形，被星状疏柔毛，较苘麻子小；表面红棕色。

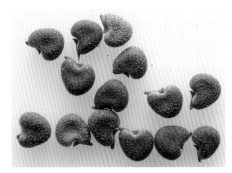

磨盘草子

冬葵果：苘麻子伪品；呈扁球状盘形，表面黄绿色或黄棕色，具隆起的环向细脉纹。

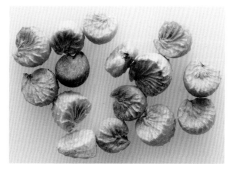

冬葵果

　　玫瑰茄子：苘麻子伪品；个头较大，呈三角状肾形；表面有灰白色纹理。

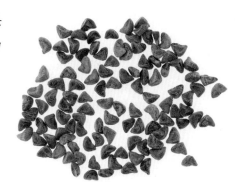

玫瑰茄子

全蝎

【别名】全虫、蝎子等。

【来源】本品为钳蝎科动物东亚钳蝎 *Buthus martensii* Karsch 的干燥体。

【性味归经】辛，平；有毒。归肝经。

【功效】息风镇痉，通络止痛，攻毒散结。

【产地】主产于山东、河南、河北、辽宁、安徽、湖北等地。

【性状鉴别】

全蝎：正品；由头胸部、腹部和后腹部 3 部分组成。头胸部和前腹部连接，呈扁平长椭圆形，后腹部呈尾状；头胸部呈绿褐色，前面有 1 对短小的螯肢和 1 对较长大的钳状脚须；背面覆有梯形背甲，腹面有足 4 对，末端各具 2 爪钩；后腹部棕黄色，6 节，节上均有纵沟，末节有锐钩状毒刺，毒刺下方无距。

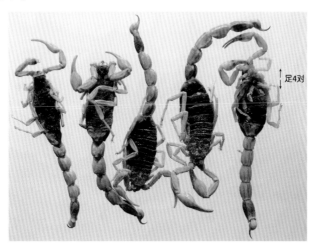

全蝎

老挝细尖狼蝎： 全蝎伪品；为近几年市场新出现的全蝎伪品，外形酷似全蝎，但仔细观察，区别点很明显，正品尾部毒刺下方无距，钳子先端叉分小钳无黑头，足上无花纹；老挝细尖狼蝎毒刺下方有距，钳子先端叉分小钳有黑头，足上有花纹。

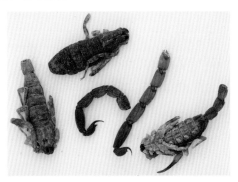

老挝细尖狼蝎

盐增重全蝎： 全蝎劣品；为全蝎加工过程中用食盐增重的全蝎，与正品全蝎的主要区别点为表面有明显盐霜析出。

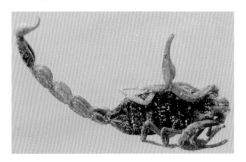

盐增重全蝎

盐增重死全蝎： 全蝎劣品；该品为死全蝎加工而成，在死全蝎加工过程中用食盐增重的全蝎；该品后腹部与前腹部颜色较暗，为暗褐色，全身尚有明显盐霜析出。

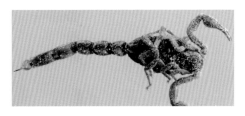

盐增重死全蝎

拳参

【别名】紫参、草河车、刀枪药、虾参、倒根草等。

【来源】本品为蓼科植物拳参 *Polygonum bistorta* L. 的干燥根茎。

【性味归经】苦、涩，微寒。归肺、肝、大肠经。

【功效】清热解毒，消肿，止血。

【产地】主产于河北、山西、甘肃、山东、江苏等地。

【性状鉴别】

拳参：正品；质硬，切面棕红色或浅棕红色，平坦，近边缘有一圈黄白色小点（维管束）；味苦、涩。

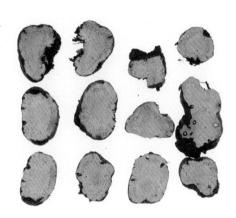

拳参饮片

珠芽蓼：拳参伪品；质坚硬，断面紫红色，维管束15~20个，白色点状，环形排列；味涩。

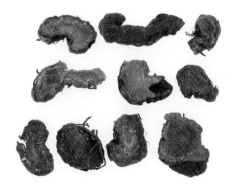

珠芽蓼饮片

209

人参

【**别名**】棒槌、园参、黄参、神草、土精等。

【**来源**】本品为五加科植物人参 *Panax ginseng* C. A. Mey. 的干燥根和根茎。

【**性味归经**】甘、微苦，微温。归脾、肺、心、肾经。

【**功效**】大补元气，复脉固脱，补脾益肺，生津养血，安神益智。

【**产地**】产于吉林、辽宁和黑龙江，其中吉林抚松为主产地。

【**性状鉴别**】

人参：正品；表面灰黄色，上部或中下部有疏浅断续的粗横纹及明显的纵皱，下部有支根2~3条，有众多须根，须根有疣状突起；具芦头、芦碗；切面淡黄白色，形成层环棕黄色；皮部有点状树脂道及放射状裂隙；味微苦、甘。

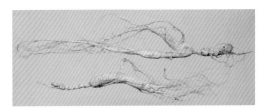

人参

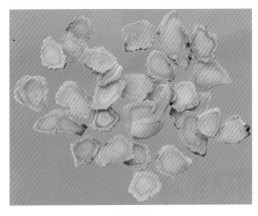

人参饮片

华山参：人参伪品；表面棕褐色，有黄白色横长皮孔样突起、须根痕及纵皱纹，上部有环纹；断面类白色或黄白色，皮部狭窄，木部宽广，可见细密的放射状纹理；具烟草气，味微苦，稍麻舌。

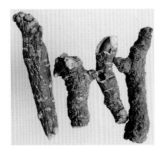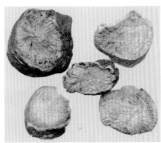

华山参　　　　　　　　　　华山参饮片

桔梗：人参伪品；表面淡黄白色至黄色，不去外皮者表面黄棕色至灰棕色，有横长的皮孔样斑痕及支根痕，上部有横纹；切面形成层环棕色，皮部黄白色，有裂隙，木部淡黄色；味微甜后苦。

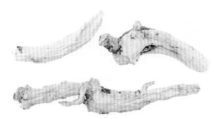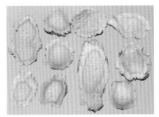

桔梗　　　　　　　　　　桔梗饮片

西洋参：人参伪品；表面浅黄褐色或黄白色，可见横向环纹和线形皮孔状突起，并有细密浅纵皱纹和须根痕；切面平坦，浅黄白色，皮部可见黄棕色点状树脂道，常排列成环，形成层环纹棕黄色，木部略呈放射状纹理；味微苦、甘。

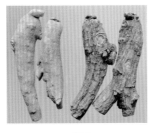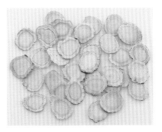

西洋参　　　　　　　　　　西洋参饮片

商陆：人参伪品；外形似人参，表面黄褐色，有横长皮孔样突起，下部多有分支；横切片有环状突起木质部，称罗盘纹，纵切片有平行木质部突起；味稍甜，久嚼麻舌。

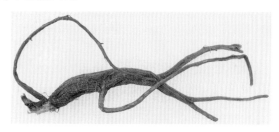

商陆

人参劣品：人参易生虫，劣品多见虫蛀，注意妥善贮藏。

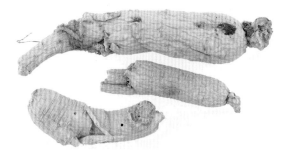

人参劣品

肉豆蔻

【别名】肉果、玉果、顶头肉、迦拘勒等。

【来源】本品为肉豆蔻科植物肉豆蔻 *Myristica fragrans* Houtt. 的干燥种仁。

【性味归经】辛，温。归脾、胃、大肠经。

【功效】温中行气，涩肠止泻。

【产地】主产于印度尼西亚、马来西亚、巴西、西印度群岛及斯里兰卡。

【性状鉴别】

肉豆蔻与云南肉豆蔻：主要区别在长宽比，正品肉豆蔻长宽比值接近1∶1，不会超过1.5∶1；云南肉豆蔻的长宽比值明显超过1.5∶1。

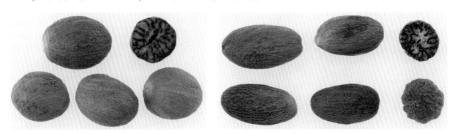

肉豆蔻　　　　　　　　　　　　云南肉豆蔻

肉豆蔻劣品：肉豆蔻表面光鲜，内部有时会发生霉变，所以在应用过程中要砸开，看内部有无霉变。

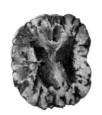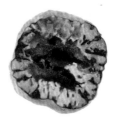

肉豆蔻劣品

213

乳香

【别名】天泽香、摩勒香、多伽罗香、浴香、乳头香等。

【来源】本品为橄榄科植物乳香树 *Boswellia carterii* Birdw. 及同属植物 *Boswellia bhaw-dajiana* Birdw. 树皮渗出的树脂。

【性味归经】辛、苦，温。归心、肝、脾经。

【功效】活血定痛，消肿生肌。

【产地】产于东非地区，其中埃塞俄比亚、索马里、肯尼亚等为主产地。

【性状鉴别】

乳香与乳香劣品：正品与劣品主要区别在杂质含量；劣品杂质含量不符合《中华人民共和国药典》（2020 年版 一部）的规定。

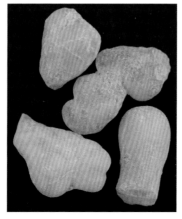

乳香

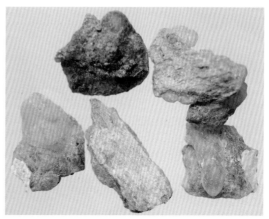

乳香劣品

三棱

【**别名**】京三棱、荆三棱等。

【**来源**】本品为黑三棱科植物黑三棱 *Sparganium stoloniferum* Buch.–Ham. 的干燥块茎。

【**性味归经**】辛、苦，平。归肝、脾经。

【**功效**】破血行气，消积止痛。

【**产地**】产于浙江、安徽，其中浙江磐安、龙游、安吉、嵊泗为主产地。

【**性状鉴别**】

三棱：正品；块茎多加工削去外皮，外表灰黄色；有刀削的痕迹，或有密集的点状须根痕，横向排列成环，侧面有时呈脊状向外突出，凹凸不平；质坚硬而重，入水则下沉。

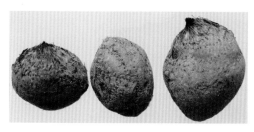

三棱

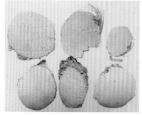

三棱饮片

黑三棱：三棱伪品；外皮棕黑色，皱缩；体轻而质坚硬，入水则漂浮，很少下沉。

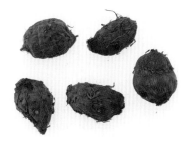

黑三棱

三七

【别名】田七、参三七、盘龙七、金不换等。

【来源】本品为五加科植物三七 *Panax notoginseng*（Burk.）F. H. Chen 的干燥根和根茎。

【性味归经】甘、微苦，温。归肝、胃经。

【功效】散瘀止血，消肿定痛。

【产地】产于云南、广西，其中云南文山、马关等为主产地。

【性状鉴别】

三七：正品；表面有断续的纵皱纹和支根痕；顶端有茎痕，周围有瘤状突起；质地坚实不易折断；灰绿色、黄绿色或灰白色，木部微呈放射状排列；味苦回甜。

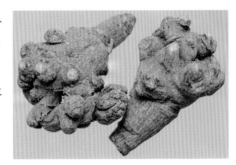

三七

菊三七：三七伪品；相比三七，瘤状突起较少，表面灰棕色；质地坚实；味微苦。

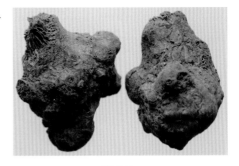

菊三七

三七劣品：表面灰棕色，质地稍松，有时手能掰开；断面偏深灰色，味淡。

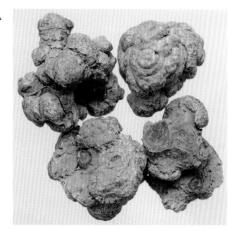

三七劣品

捆绑三七：三七劣品；将未到采收期的小个根茎用皮筋捆绑起来，充当优质商品，但此类药材质地稍松，易折断，并有捆绑痕迹。

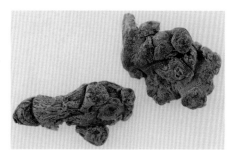

捆绑三七

沙苑子

【**别名**】沙蒺藜、沙苑蒺藜、潼蒺藜等。

【**来源**】本品为豆科植物扁茎黄芪 *Astragalus complanatus* R. Br. 的干燥成熟种子。

【**性味归经**】甘，温。归肝、肾经。

【**功效**】补肾助阳，固精缩尿，养肝明目。

【**产地**】产于陕西，其中陕西渭南为主产地。

【**性状鉴别**】

沙苑子：正品；呈肾形而稍扁；表面光滑，褐绿色或灰褐色；边缘一侧微凹处具圆形种脐；嚼之有豆腥味。

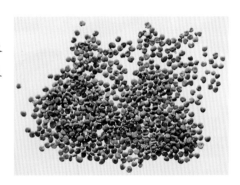

沙苑子

黄芪种子：沙苑子伪品；呈宽卵状肾形，略扁；有不规则的黑色斑，或黑褐色而无斑，平滑，稍有光泽；两侧面常微凹入，腹侧肾形凹入处具种脐，圆形，黄白色，种脊不明显；嚼之有豆腥味。

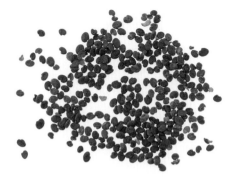

黄芪种子

苦豆子：沙苑子伪品；呈卵圆形，两端常可见平截，较为饱满，稍扁；表面黄色或淡棕黄色，光滑，有蜡样光泽；具线形种脐，较宽的一端有凹陷的圆形珠孔；微苦。

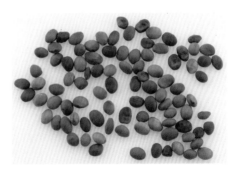

苦豆子

猪屎豆：沙苑子伪品；呈肾形稍扁，表面黄绿色至棕色，光滑，黄绿色近半透明，有的有绿色斑纹；腹侧凹入较深，突出的两端平截，并且突出的两端形成的夹角为锐角，一端粗，一端细；味苦、涩。

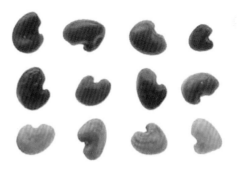

猪屎豆

砂仁

【别名】缩砂仁、缩沙蜜、缩砂蔤、阳春砂等。

【来源】本品为姜科植物阳春砂 *Amomum villosum* Lour.、绿壳砂 *Amomum villosum* Lour. var. *xanthioides* T. L. Wu et Senjen 或海南砂 *Amomum longiligulare* T. L. Wu 的干燥成熟果实。

【性味归经】辛，温。归脾、胃、肾经。

【功效】化湿开胃，温脾止泻，理气安胎。

【产地】产于广东、云南及缅甸、越南，其中广东阳春、阳江，云南临沧、文山、景洪等为主产地。

【性状鉴别】

砂仁：市场上多见正品阳春砂，偶见绿壳砂；呈椭圆形或卵圆形，有不明显的三棱；种子团3瓣，每瓣有种子5~26粒；气芳香而浓烈，味辛凉、微苦。

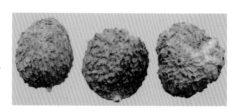

砂仁（阳春砂）

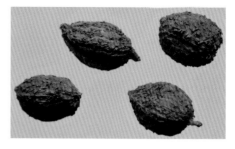

砂仁（绿壳砂）

长序砂仁：砂仁伪品；呈长卵形，略显三棱状；表面浅黄棕色，纵向棱线明显，疏生细而弯曲的柔刺；种子团每室5~15粒；气淡或无，味微辛，无凉感。

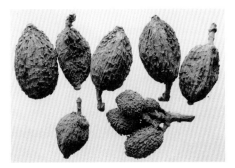

长序砂仁

艳山姜：砂仁伪品；呈卵圆形，果皮被黄色长毛，具明显纵棱线；种子表面棕褐色，被灰白色假种皮；气微香，味微辛、涩，无清凉感。

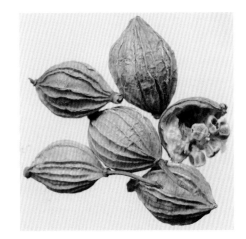

艳山姜

山药

【**别名**】野白薯、怀山药、山薯、薯蓣等。

【**来源**】本品为薯蓣科植物薯蓣 *Dioscorea opposita* Thunb. 的干燥根茎。

【**性味归经**】甘，平。归脾、肺、肾经。

【**功效**】补脾养胃，生津益肺，补肾涩精。

【**产地**】产于河南、河北、山西、内蒙古等地，其中河南、河北为主产地。

【**性状鉴别**】

　　山药：正品；呈圆柱形，弯曲而稍扁；表面黄白色或淡黄色，有纵沟、纵皱纹及须根痕，偶有浅棕色外皮残留；切面白色，粉性；嚼之发黏。

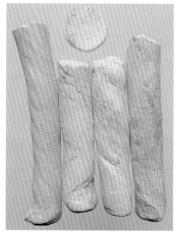

山药（光山药）

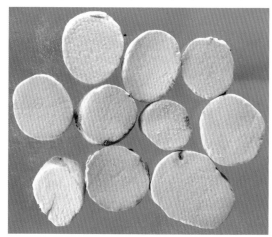

山药（光山药）饮片

甘薯：山药伪品；切面粉性，粉性较山药差；切面有点状维管束，近边缘明显；表面有残留外皮，多红褐色；嚼之有甘薯味。

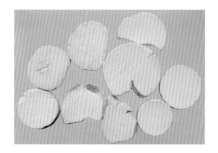

甘薯片

广山药：山药伪品；切面白色或淡黄色，粉性；质地较松，指甲或硬物能刮下细粉；嚼之微黏。

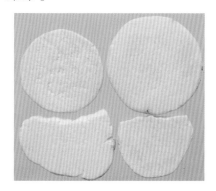

广山药饮片

木薯：山药伪品；切面中心明显有突起的木心；切面粉性差。

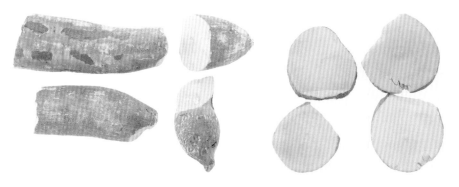

木薯　　　　　　　　　　　　　　木薯饮片

山慈菇

【别名】山茨菇、金灯、山茨菇、毛慈菇、冰球子等。

【来源】本品为兰科植物杜鹃兰 *Gremastra appendiculata*（D. Don）Makino、独蒜兰 *Pleione bulbocodioides*（Franch.）Rolfe 或云南独蒜兰 *Pleione yunnanensis* Rolfe 的干燥假鳞茎。前者习称"毛慈菇"，后二者习称"冰球子"。

【性味归经】甘、微辛，凉。归肝、脾经。

【功效】清热解毒，化痰散结。

【产地】主产于四川富顺、贵州都匀、湖北恩施。

【性状鉴别】

山慈菇（毛慈菇）：正品之一；呈扁球形或圆锥形，顶端渐突起；表面有纵皱纹或纵沟，中部有2~3条微突起的环节；质坚硬，难折断，断面灰白色或黄白色，略呈角质；气微，味淡，带黏性。

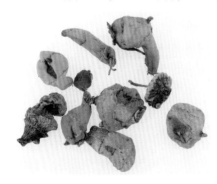
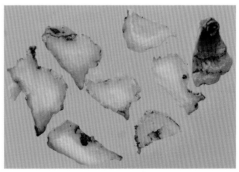

山慈菇（毛慈菇）　　　　　　　　　山慈菇（毛慈菇）饮片

山慈菇（冰球子）：正品之一；呈圆锥形，瓶颈状或不规则团块状；尖端断头处呈盘状，基部膨大且圆平，中央凹入，有1~2条环节，多偏向一侧。

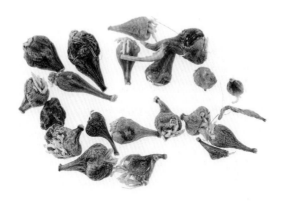

山慈菇（冰球子）

光慈菇：山慈菇伪品；呈卵状圆锥形，表面颜色淡，类白色、黄白色或浅棕色，光滑。

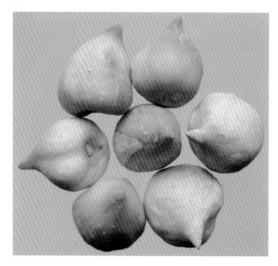

光慈菇

山豆根

【别名】广豆根、豆根、山大豆根、南豆根等。

【来源】本品为豆科植物越南槐 *Sophora tonkinensis* Gagnep. 的干燥根和根茎。

【性味归经】苦，寒；有毒。归肺、胃经。

【功效】清热解毒，消肿利咽。

【产地】主产于广西、贵州、云南等地。

【性状鉴别】

山豆根：正品；表面棕色至深褐色，有不规则的纵皱纹及横长皮孔样突起；直径较粗，0.7~1.5 cm；质地坚实，切面皮部浅棕色，木部淡黄色，边缘月饼状，有放射状纹理，没有环状纹理；有豆腥气，味极苦。

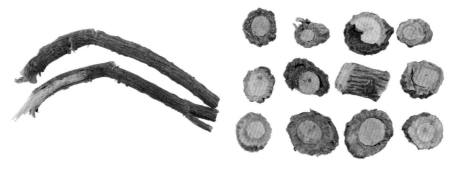

山豆根　　　　　　　　　　　山豆根饮片

北豆根： 山豆根伪品；植物为防己科蝙蝠葛；表面黄棕色至暗棕色，可见突起的根痕和纵皱纹，外皮易剥落，直径较小，0.3~0.8 cm；质韧，不易折断，木部黄白色，呈放射状排列，中心有髓，白色，海绵状；气微，味苦。

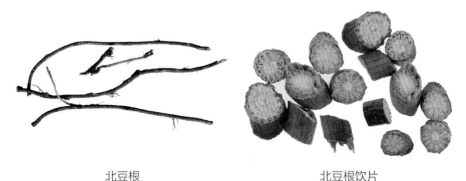

北豆根　　　　　　　　　　　　　北豆根饮片

木蓝根： 山豆根伪品；基源植物为豆科木蓝属；表面灰黄色或黄棕色，有不规则纵纹及横长皮孔，栓皮易剥落；质坚实，难折断，直径0.3~1.5 cm；切面皮部较薄，断面黄白色或浅黄棕色，黄色木部与浅黄色射线相间排列呈辐射状，断面有明显多个同心环纹；气微，味苦。

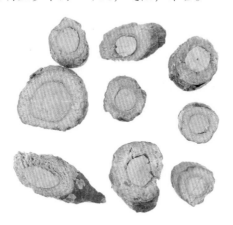

木蓝根饮片

山楂

【别名】红果、棠棣等。

【来源】本品为蔷薇科植物山里红 *Crataegus pinnatifida* Bge. var. *major* N. E. Br. 或山楂 *Crataegus pinnatifida* Bge. 的干燥成熟果实。

【性味归经】酸、甘，微温。归脾、胃、肝经。

【功效】消食健胃，行气散瘀，化浊降脂。

【产地】产于黄河以北地区，其中河北承德、辽宁朝阳、山东沂蒙、河南林州、山西南部为主产地。

【性状鉴别】

　　山楂（山里红）：正品之一；个头较大，果肉厚；外皮暗红色，有灰白色小点；味酸甜。

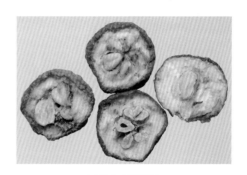

山楂（山里红）

　　山楂：正品之一；个头小，果肉薄；外皮红色，有灰白色小点；味酸涩微甘。

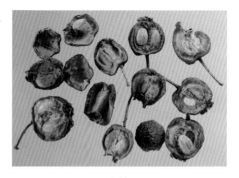

山楂

228

南山楂：山楂伪品；个头小，果肉薄；表面棕色至棕红色，具细密皱纹，无灰白色小点；味酸涩。

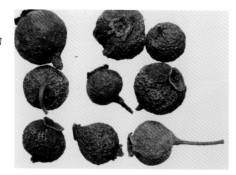

南山楂

甘肃山楂：山楂伪品；个头小，果肉松散；表面暗红色，有光泽，无灰白色小点；味甜，微酸。

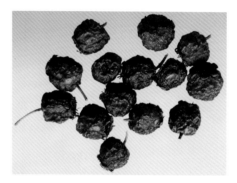

甘肃山楂

山茱萸

【别名】萸肉、山萸肉、枣皮、药枣等。

【来源】本品为山茱萸科植物山茱萸 *Cornus officinalis* Sieb. et Zucc. 的干燥成熟果肉。

【性味归经】酸、涩，微温。归肝、肾经。

【功效】补益肝肾，收涩固脱。

【产地】产于河南、陕西、浙江、安徽、山西等地，其中河南、陕西、浙江为主产地。

【性状鉴别】

山茱萸和山茱萸劣品：正品与劣品主要区别在颜色及油润性；劣品一般为贮藏时间稍久的陈货，颜色由正品时的紫红色变为红褐色或紫黑色，原有的油润性也比较差，采购验收时要特别注意。另外，还要注意山茱萸大货中常可见未去核的现象，这常会引起杂质超标。

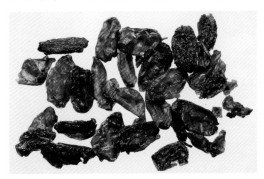

山茱萸

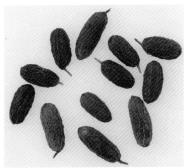

山茱萸劣品

蛇床子

【别名】野胡萝卜子、蛇米、蛇珠等。

【来源】本品为伞形科植物蛇床 *Cnidium monnieri*（L.）Cuss.的干燥成熟果实。

【性味归经】辛、苦，温；有小毒。归肾经。

【功效】燥湿祛风，杀虫止痒，温肾壮阳。

【产地】主产于广东、广西、安徽、江苏等地。

【性状鉴别】

蛇床子：正品；表面灰黄色或灰褐色，顶端有2枚向外弯曲的柱基；分果的背面有薄而突起的纵棱5条，接合面平坦；气香，有麻舌感。

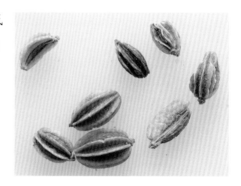

蛇床子

莳萝子：蛇床子伪品；多为分果，每一分果呈扁平长卵形；表面黄棕色或棕黑色，背面有3条不甚明显的棱线，两侧棱向外延伸成翅状；气芳香，麻舌。

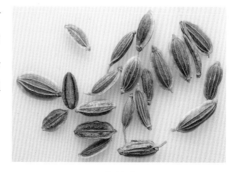

莳萝子

蛇床子伪品：基源不明；双悬果呈扁圆形，单果呈椭圆形，略呈肾形；表面有纵沟，接合面小。

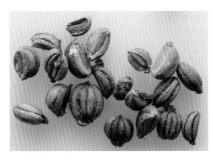

蛇床子伪品

射干

【**别名**】乌扇、扁竹、野萱花等。

【**来源**】本品为鸢尾科植物射干 *Belamcanda chinensis*（L.）DC.的干燥根茎。

【**性味归经**】苦，寒。归肺经。

【**功效**】清热解毒，消痰，利咽。

【**产地**】产于河北、湖南、安徽、山西、湖北等地，其中河北安国、湖南廉桥为主产地。

【**性状鉴别**】

　　射干：正品；呈不规则结节状；表面多为黄褐色，有较密的环纹；上面有圆盘状凹陷的茎痕，偶有茎基残存；下面有残留细根及根痕；切面黄色，颗粒性；具散在筋脉小点或筋脉纹。

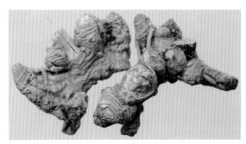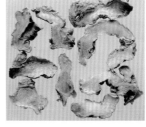

射干　　　　　　　　　　　　　　　射干饮片

　　川射干：射干伪品；呈不规则条状或圆锥形，略扁，有分枝；表面灰黄褐色或棕色，有环纹和纵沟；切面黄白色或黄棕色。

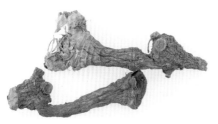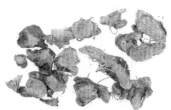

川射干　　　　　　　　　　　　　　川射干饮片

升麻

【别名】绿升麻、西升麻、窟窿牙根等。

【来源】本品为毛茛科植物大三叶升麻 *Cimicifuga heracleifolia* Kom.、兴安升麻 *Cimicifuga dahurica*（Turcz.）Maxim. 或升麻 *Cimicifuga foetida* L. 的干燥根茎。

【性味归经】辛、微甘，微寒。归肺、脾、胃、大肠经。

【功效】发表透疹，清热解毒，升举阳气。

【产地】主产于陕西、四川、辽宁、吉林、黑龙江等地。

【性状鉴别】

升麻：正品；断面具丝瓜络样纹理；表面颜色深，多为黑褐色；表面有空洞茎基痕。

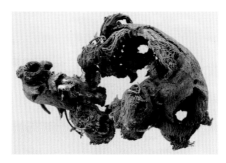

升麻

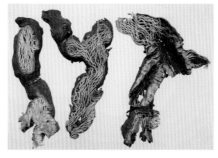

升麻饮片

红升麻：升麻伪品；表面棕褐色或黑褐色，凹凸不平，有多数须根痕，有时可见鳞片状苞片；切面粉性，黄白色，略带红色或红棕色，老的根茎切面亦有黄白色纹理或裂隙。

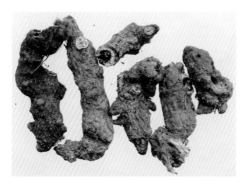

红升麻

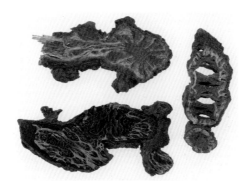

红升麻饮片

广升麻：升麻伪品；表面颜色浅，多为灰黄色或灰褐色；切面角质样，可见放射状纹理和裂隙；气香特异。

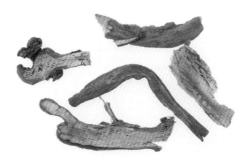

广升麻饮片

石斛

【别名】林兰、禁生、杜兰、石蓫、悬竹、千年竹。

【来源】本品为兰科植物金钗石斛 *Dendrobium nobile* Lindl.、霍山石斛 *Dendrobium huoshanense* C. Z. Tang et S. J. Cheng、鼓槌石斛 *Dendrobium chrysotoxum* Lindl. 或流苏石斛 *Dendrobium fimbriatum* Hook. 的栽培品及其同属植物近似种的新鲜或干燥茎。

【性味归经】甘，微寒。归胃、肾经。

【功效】益胃生津，滋阴清热。

【产地】主产于广西、贵州、广东、云南、湖北等地。

【性状鉴别】

石斛（鼓槌石斛）：正品之一；呈粗纺锤形，具3~7节；表面光滑，金黄色，有明显突起的棱；嚼之有黏性。

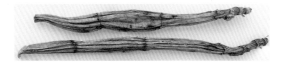

石斛（鼓槌石斛）

石斛（流苏石斛）：正品之一；表面金黄色、绿黄色或棕黄色，有光泽，有深纵沟或纵棱，有的可见棕褐色的节；切面黄白色至黄褐色，有多数散在的筋脉点；嚼之有黏性。

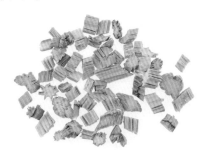

石斛（流苏石斛）饮片

石仙桃：石斛伪品；根茎呈圆柱形，具较密的节；假鳞茎呈纺锤形，切面灰白色、黄白色或浅棕色，纤维性点状。

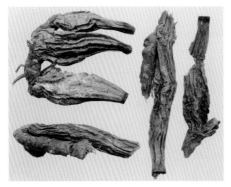 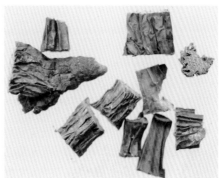

石仙桃　　　　　　　　　　　　　　　石仙桃饮片

石菖蒲

【别名】菖蒲、山菖蒲、水剑草、香菖蒲、药菖蒲等。

【来源】本品为天南星科植物石菖蒲 *Acorus tatarinowii* Schott 的干燥根茎。

【性味归经】辛、苦，温。归心、胃经。

【功效】开窍豁痰，醒神益智，化湿开胃。

【产地】产于江西、湖北、云南、贵州、四川、重庆、浙江、安徽、陕西、福建等地，其中江西、湖北为主产地。

【性状鉴别】

石菖蒲：正品；常有分枝；表面棕褐色或灰棕色，有疏密不匀的环节；切面纤维性，类白色或微红色，内皮层环明显，可见多数维管束小点及棕色油细胞；气芳香，但较藏菖蒲弱。

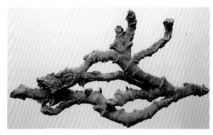
石菖蒲

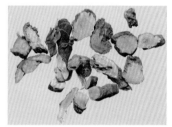
石菖蒲饮片

藏菖蒲：石菖蒲伪品；少分枝；表面灰棕色至棕褐色，节明显，节间较长，一面具密集圆点状根痕；切面纤维性，类白色、淡黄色或黄棕色，内皮层环明显，可见众多棕色油细胞小点；气浓烈而特异。

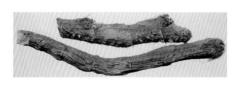
藏菖蒲

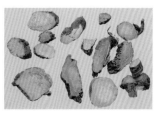
藏菖蒲饮片

九节菖蒲：石菖蒲伪品；名字相似，但在药材上与石菖蒲差异明显；九节菖蒲表面棕黄色至暗棕色，具多数半环状突起的节；断面平坦，白色，有粉性；无芳香气味。

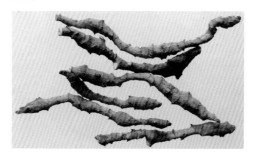

九节菖蒲

头顶一颗珠：石菖蒲伪品；市场上有把头顶一颗珠饮片充当石菖蒲的情况。主要看断面有无维管束小点及棕色油细胞，头顶一颗珠没有这类鉴别点；另外该药材或饮片无芳香气味。

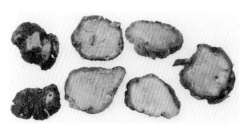

头顶一颗珠饮片

石决明

【别名】真珠母、鳆鱼甲、九孔螺、千里光等。

【来源】本品为鲍科动物杂色鲍 *Haliotis diversicolor* Reeve、皱纹盘鲍 *Haliotis discus hannai* Ino、羊鲍 *Haliotis ovina* Gmelin、澳洲鲍 *Haliotis ruber*（Leach）、耳鲍 *Haliotis asinina* Linnaeus 或白鲍 *Haliotis laevigata*（Donovan）的贝壳。

【性味归经】咸，寒。归肝经。

【功效】平肝潜阳，清肝明目。

【产地】杂色鲍主产于我国东海南部和南海；皱纹盘鲍主产于辽宁、山东沿海；羊鲍主产于我国南海东沙群岛和西沙群岛的海域；耳鲍主产于南海；澳洲鲍和白鲍主产于澳大利亚沿海。

【性状鉴别】

　　石决明（皱纹盘鲍）：正品之一；呈长卵圆形，内面观略呈耳形；表面暗红色，有多数不规则的螺肋和细密生长线，螺旋部小，体螺部大，从螺旋部顶处开始向右排列有20余个疣状突起，末端6~9个开孔；内面光滑，具珍珠样彩色光泽；饮片呈灰白色不规则的碎块，也具珍珠样彩色光泽。

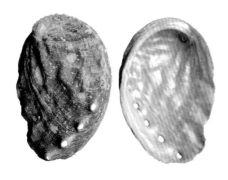

石决明（皱纹盘鲍）

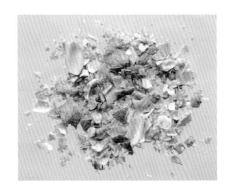

石决明（皱纹盘鲍）饮片

珍珠母：石决明伪品；呈不等边四角形，壳面生长轮呈同心环状排列；后背缘向上突起，形成大的三角形帆状后翼；壳内面外套痕明显，前闭壳肌痕呈卵圆形，后闭壳肌痕略呈三角形，具光泽；饮片为不规则的碎块，有珍珠样彩色光泽。

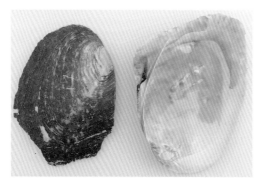

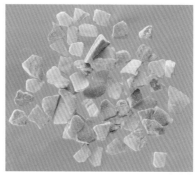

珍珠母   珍珠母饮片

柿蒂

【别名】柿钱、柿丁、柿萼等。

【来源】本品为柿树科植物柿 *Diospyros kaki* Thunb. 的干燥宿萼。

【性味归经】苦、涩，平。归胃经。

【功效】降逆止呃。

【产地】主产于四川、广东、广西、福建等地。

【性状鉴别】

柿蒂：正品；呈扁圆形，中央较厚，微隆起，有果实脱落后的圆形疤痕，边缘较薄，4 裂；基部有果梗或圆孔状的果梗痕；外表面黄褐色或红棕色，内表面黄棕色，密被细茸毛。

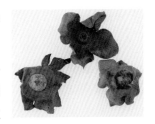

柿蒂

黑枣蒂：柿蒂伪品；个头小，有果实脱落后的圆形瘢痕，直径小，有时中心突起。

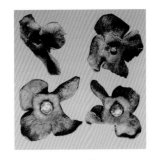

黑枣蒂

柿蒂劣品：多是未成熟果实，其上没有残留果肉；颜色为绿色；整个柿蒂直径较小。

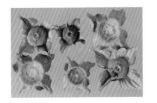

柿蒂劣品

松花粉

【别名】松花、松黄等。

【来源】本品为松科植物马尾松 *Pinus massoniana* Lamb.、油松 *Pinus tabuliformis* Carr. 或同属数种植物的干燥花粉。

【性味归经】甘，温。归肝、脾经。

【功效】收敛止血，燥湿敛疮。

【产地】主产于吉林延吉、通化、延边。

【性状鉴别】

松花粉：正品；淡黄色的细粉；体轻，易流动，手捻有滑润感；燃之有黑色浓烟，有松香气。

松花粉

蒲黄：松花粉伪品；黄色粉末；体轻，放水中则漂浮于水面；手捻有滑腻感，易附着手指上；燃之有黑色浓烟，气味刺鼻。

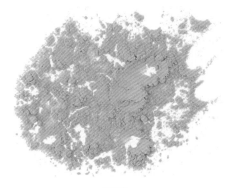

蒲黄

苏木

【别名】苏方木、红柴、棕木等。

【来源】本品为豆科植物苏木 *Caesalpinia sappan* L. 的干燥心材。

【性味归经】甘、咸，平。归心、肝、脾经。

【功效】活血祛瘀，消肿止痛。

【产地】主产于台湾、广东、广西、云南等地。

【性状鉴别】

苏木与苏木劣品：正品与劣品主要区别在颜色；在贮藏过程中发现有些苏木颜色会明显变深（红色），与市场所见略有不同。调查发现，该现象主要是长时间贮藏或为了防虫加入虫丸（一种防虫剂）导致的，要特别注意后者。

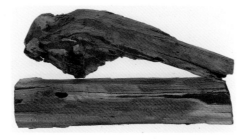

苏木

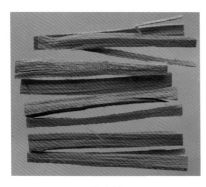

苏木块

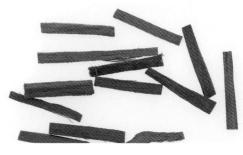

苏木劣品

酸枣仁

【别名】酸枣核、山枣仁、枣仁等。

【来源】本品为鼠李科植物酸枣 *Ziziphus jujuba* Mill. var. *spinosa* （Bunge） Hu ex H. F. Chou 的干燥成熟种子。

【性味归经】甘、酸，平。归肝、胆、心经。

【功效】养心补肝，宁心安神，敛汗，生津。

【产地】主产于辽宁、山东、江苏、安徽、河南、湖北、四川等地。

【性状鉴别】

酸枣仁：正品；呈扁圆形或扁椭圆形，表面紫红色或紫褐色，平滑有光泽；有的两面均呈圆隆状突起；有的一面较平坦，中间有一条隆起的纵线纹；另一面稍突起；一端凹陷，可见线形种脐；另一端有细小突起的合点。

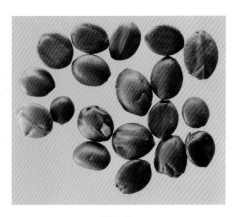

酸枣仁

理枣仁：酸枣仁伪品；外形与酸枣仁相似，表面颜色较酸枣仁浅，为黄棕色至红棕色，光滑；两面均无线形隆起的纵线纹。

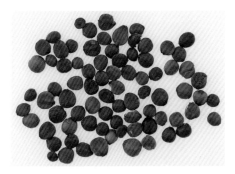

理枣仁

245

兵豆：酸枣仁伪品；呈扁圆形，表面橘黄色，较光滑；嚼之有豆腥气。

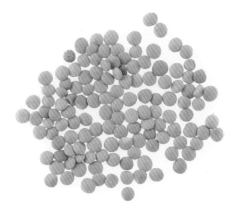

兵豆

染色兵豆：酸枣仁伪品；呈扁圆形，表面紫红色或紫褐色，但种皮有明显泡过的褶皱；嚼之有豆腥气。

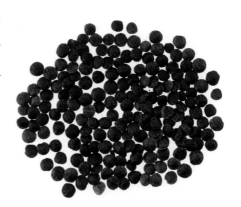

染色兵豆

枳椇子：酸枣仁伪品；呈扁平矩圆形，背面稍隆起；表面红棕色或棕黑色，有光泽；先端有一极尖的突起；味苦涩。

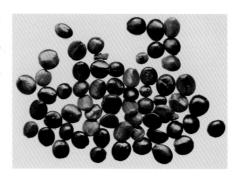

枳椇子

246

檀香

【别名】白檀、旃檀、真檀等。

【来源】本品为檀香科植物檀香 *Santalum album* L. 树干的干燥心材。

【性味归经】辛，温。归脾、胃、心、肺经。

【功效】行气温中，开胃止痛。

【产地】主产于印度、印度尼西亚、马来西亚等地。

【性状鉴别】

檀香：正品；外表面灰黄色或黄褐色，光滑细腻，横截面呈棕黄色，显油迹；棕色年轮明显或不明显，纵向劈开纹理顺直；能够见到棕色油润的横向线状纹理；气清香，燃烧时香气更浓；味淡，嚼之微有辛辣感。

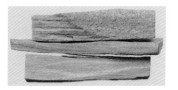

檀香

檀香劣品 1：油润性差，横向线状纹理较少，气味淡，嚼之辛辣感亦较淡。

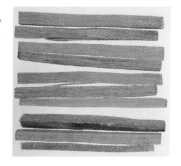

檀香劣品 1

檀香劣品 2：质地极差，无横向线状纹理，纤维性差，质地轻，无香气。

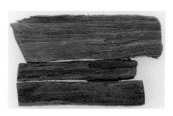

檀香劣品 2

桃仁

【**别名**】大桃仁、毛桃仁、白桃仁、桃核仁等。

【**来源**】本品为蔷薇科植物桃 *Prunus persica*（L.）Batsch 或山桃 *Prunus davidiana*（Carr.）Franch. 的干燥成熟种子。

【**性味归经**】苦、甘、平。归心、肝、大肠经。

【**功效**】活血祛瘀，润肠通便，止咳平喘。

【**产地**】产于全国各地，其中山西运城、甘肃陇西、云南文山、山东临沂、西藏林芝等为主产地。

【**性状鉴别**】

桃仁（桃）：正品之一；呈扁长卵形，偏斜；尖端一侧有短线形种脐，另一端有不甚明显的合点。

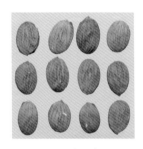

桃仁（桃）

桃仁（山桃）：正品之一；种子饱满，呈类卵圆形，偏斜；表面颗粒性物质密集，种脐较长，最宽处多在中部。

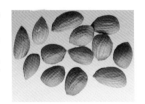

桃仁（山桃）

苦杏仁：桃仁伪品；呈扁心形；表面颗粒性物质较少，最宽处多在基部；基部合点圆形，上端有线性种脐。

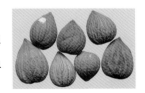

苦杏仁

天麻

【别名】赤箭、定风草根、明天麻等。

【来源】本品为兰科植物天麻 *Gastrodia elata* Bl. 的干燥块茎。

【性味归经】甘，平。归肝经。

【功效】息风止痉，平抑肝阳，祛风通络。

【产地】主产于陕西汉中、云南昭通、安徽金寨、湖北长阳等地。

【性状鉴别】

  天麻：正品；表面有纵皱纹及由潜伏芽排列而成的横环纹多轮；顶端有红棕色至深棕色鹦嘴状的芽或残留茎基，习称"鹦哥嘴"；另一端有圆脐形瘢痕，习称"凹肚脐"；质坚硬，切面平坦，半透明，角质样；切面有筋脉线纹，并可见潜伏芽、"鹦哥嘴""凹肚脐"。

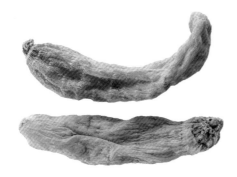

天麻

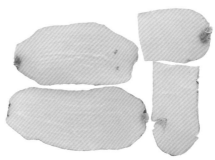

天麻饮片

紫茉莉根：天麻伪品；呈纺锤形或圆锥形，外表面棕褐色至黑褐色，皱缩；无芽环纹，无"鹦哥嘴"和"凹肚脐"；气香，味甘。

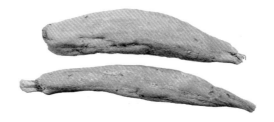

紫茉莉根

芭蕉芋：天麻伪品；外形与天麻相似，但表面有一层纤维外露，具有白霜样物质；外表面可见数轮连续的横环节及须根痕；无天麻"鹦哥嘴"和"凹肚脐"的鉴别点，微苦。

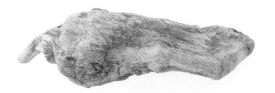

芭蕉芋

芭蕉芋饮片

250

天花粉

【别名】栝楼根、蒌根、天瓜粉、花粉、栝蒌粉等。

【来源】本品为葫芦科植物栝楼 *Trichosanthes kirilowii* Maxim. 或双边栝楼 *Trichosanthes rosthornii* Harms 的干燥根。

【性味归经】甘、微苦，微寒。归肺、胃经。

【功效】清热泻火，生津止渴，消肿排脓。

【产地】主产于江苏射阳、河北安国等地。

【性状鉴别】

　　天花粉：正品；切面白色或淡棕黄色，富粉性；横切面可见黄色木质部，略呈放射状排列，纵切面可见黄色条纹状木质部。

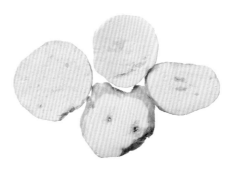

天花粉

　　王瓜根：天花粉伪品；外皮多未除去，外皮灰褐色；切面黄白色，富粉性，有明显褶皱，有筋脉点。

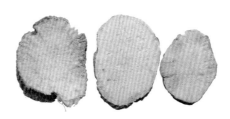

王瓜根

天南星

【别名】南星、山苞米、蛇包谷等。

【来源】本品为天南星科植物天南星 *Arisaema erubescens*（Wall.）Schott、异叶天南星 *Arisaema heterophyllum* Bl. 或东北天南星 *Arisaema amurense* Maxim. 的干燥块茎。

【性味归经】苦、辛，温；有毒。归肺、肝、脾经。

【功效】散结消肿。

【产地】天南星和异叶天南星产于全国大部分地区；东北天南星主产于东北、山东、河北等地。

【性状鉴别】

天南星与虎掌南星：虎掌南星常被当作天南星使用，市场流通亦是如此，因此天南星药用中常出现混淆。作为混用品，虎掌南星与天南星的主要区别在于虎掌南星茎痕周围有多数侧芽，且侧芽多集中于一侧，形成似掌状的外形，而天南星无此特征。

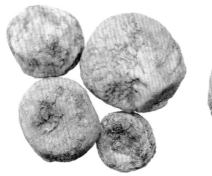

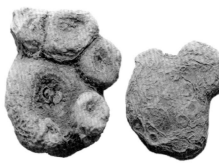

天南星　　　　　　　　　　　　　　虎掌南星

天仙子

【别名】莨菪子、牙痛子、熏牙子、黑莨菪、马铃草等。

【来源】本品为茄科植物莨菪 *Hyoscyamus niger* L. 的干燥成熟种子。

【性味归经】苦、辛，温；有大毒。归心、胃、肝经。

【功效】解痉止痛，平喘，安神。

【产地】主产于新疆塔城。

【性状鉴别】

　　天仙子：正品；呈扁肾形或扁卵形；一端较尖，且较尖的一端有点状种脐；表面棕黄色或灰黄色，有细密的网纹。

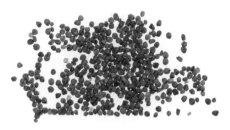

天仙子

　　南天仙子：天仙子伪品；略呈扁心形；表面棕红色或暗棕色，较天仙子平滑；表面具有贴伏的黏液化表皮毛，呈薄膜状。

南天仙子

天竺黄

【别名】竹黄、竹膏、天竹黄、竹糖等。

【来源】本品为禾本科植物青皮竹 *Bambusa textilis* McClure 或华思劳竹 *Schizostachyum chinense* Rendle 等秆内的分泌液干燥后的块状物。

【性味归经】甘，寒。归心、肝经。

【功效】清热豁痰，凉心定惊。

【产地】主产于云南麻栗坡、西双版纳，广东广宁、阳江、四会、环集，广西桂平等地。

【性状鉴别】

天竺黄：正品之一；大小不一的片块或颗粒；半透明，略带光泽；体轻，易破碎，吸湿性强。

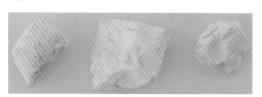

天竺黄

人工天竺黄：天竺黄伪品；表面具有光泽；质地较重，不易破碎；吸湿性较差。

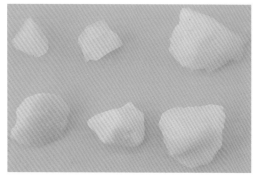

人工天竺黄

菌竹黄：天竺黄伪品；菌类，呈不规则椭圆形团块；表面粉红色、灰白色至棕褐色；有一条明显凹沟。

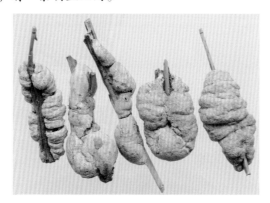

菌竹黄

天竺黄伪品：基源不明；颜色较深，由许多纤维状物质构成；体轻，易松散。

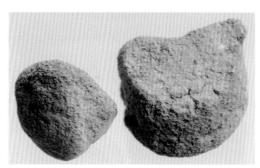

天竺黄伪品

甜瓜子

【别名】甘瓜子、甜瓜仁等。

【来源】本品为葫芦科植物甜瓜 *Cucumis melo* L. 的干燥成熟种子。

【性味归经】甘，寒。归肺、胃、大肠经。

【功效】清肺，润肠，化瘀，排脓，疗伤止痛。

【产地】主产于山东潍坊、临沂、聊城。

【性状鉴别】

　　甜瓜子：正品；呈扁平长卵形，种子较大；一端稍尖，另一端钝圆。

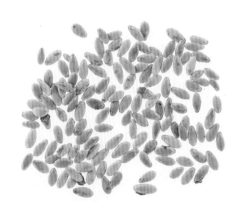

甜瓜子

　　黄瓜子：甜瓜子伪品；呈扁椭圆形，种子较小；一端略尖，边缘稍有棱，另一端钝圆或有缺刻；表面光滑。

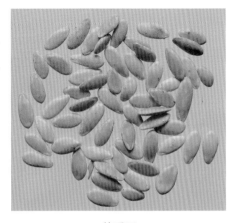

黄瓜子

土贝母

【别名】土贝、大贝母、地苦胆、草贝、假贝母等。

【来源】本品为葫芦科植物土贝母 *Bolbostemma paniculatum*（Maxim.）Franquet 的干燥块茎。

【性味归经】苦，微寒。归肺、脾经。

【功效】解毒，散结，消肿。

【产地】主产于陕西户县、山西泽州、河北安国。

【性状鉴别】

土贝母与土贝母劣品：正品与劣品主要区别在颜色；贮藏时间久的土贝母或陈年老货，颜色明显变深，多为暗红棕色，原本的半透明状态也变得不透明。

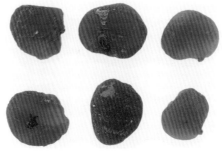

土贝母

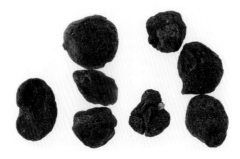

土贝母劣品

土鳖虫

【别名】䗪虫、簸箕虫、地乌龟、土元等。

【来源】本品为鳖蠊科昆虫地鳖 *Eupolyphaga sinensis* Walker 或冀地鳖 *Steleophaga plancyi*（Boleny）的雌虫干燥体。

【性味归经】咸，寒；有小毒。归肝经。

【功效】破血逐瘀，续筋接骨。

【产地】产于江苏、山东、河南、河北、四川等地，其中江苏丹阳，山东临沂、莒县，河南洛阳等为主产地。

【性状鉴别】

土鳖虫：正品；呈扁平卵形，前窄后宽，背部紫褐色，具光泽，无翅；前胸背板盖住头部；腹背板9节，呈覆瓦状排列；腹面红棕色，头部较小，胸部有足3对，具细毛和刺；末端生殖口盖较大；腹下有横线4条。

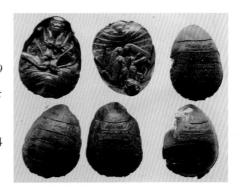

土鳖虫

土鳖虫雄虫（成虫）：土鳖虫伪品；个头小，多有翅膀。

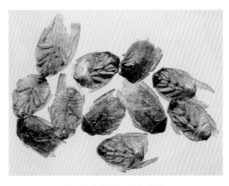

土鳖虫雄虫（成虫）

258

土鳖虫雄虫（幼虫）：土鳖虫伪品；幼虫为椭圆形；生殖口盖小，腹下有横线6条。

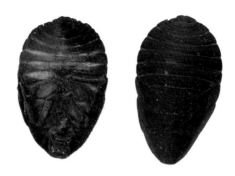

土鳖虫雄虫（幼虫）

东方水蠊：土鳖虫伪品；个头大，呈长椭圆形；背甲周围有一圈明显的淡黄白色或黄色环带。

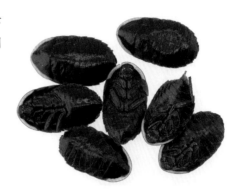

东方水蠊

土鳖虫劣品：在市场上常会出现一种土鳖虫，其腹部圆润饱满，掰开后有坚硬块状物，主要是土鳖虫未消化食物的残渣或加工前投喂了食物，这往往会导致灰分超标。

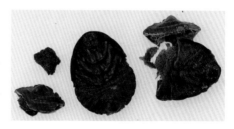

土鳖虫劣品

土茯苓

【别名】冷饭团、禹余粮、硬饭头等。

【来源】本品为百合科植物光叶菝葜 *Smilax glabra* Roxb. 的干燥根茎。

【性味归经】甘、淡、平。归肝、胃经。

【功效】解毒，除湿，通利关节。

【产地】产于贵州、广东、广西、湖南、江西等地，其中贵州为主产地。

【性状鉴别】

土茯苓：正品；呈圆柱形，稍扁，并有结节状隆起；表面黄棕色或灰褐色；切面白色或红棕色，富粉性，可见点状维管束及多数小亮点；水湿润后有黏滑感。

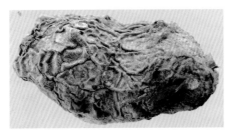
土茯苓

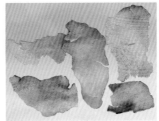
土茯苓饮片

菝葜：土茯苓伪品；有结节状隆起，表面黄棕色或紫棕色，具圆锥状突起的茎基痕；常可见残留坚硬的刺状须根残基；切面棕黄色或红棕色，粗纤维性，可见点状维管束和多数小亮点。

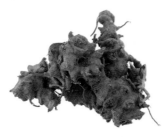
菝葜

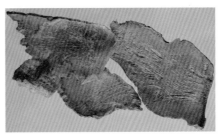
菝葜饮片

土茯苓劣品：《中华人民共和国药典》（2020 年版　一部）中对土茯苓切片有厚度要求（1~5 mm），市场上厚度超过 5 mm 的多为土茯苓劣品，所以要特别注意。

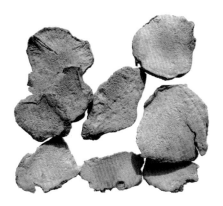

土茯苓劣品

土荆皮

【别名】土槿皮、荆树皮、金钱松皮等。

【来源】本品为松科植物金钱松 *Pseudolarix amabilis*（Nelson）Rehd. 的干燥根皮或近根树皮。

【性味归经】辛，温；有毒。归肺、脾经。

【功效】杀虫，疗癣，止痒。

【产地】主产于浙江、安徽、江苏等地。

【性状鉴别】

　　土荆皮与土荆皮劣品：正品与劣品主要区别在厚度；《中华人民共和国药典》（2020 年版　一部）规定，土荆皮厚度为 2~5 mm，但市场常会发现厚度大于 5 mm，甚至大于 1 cm 的土荆皮，验收或采购时要特别注意。

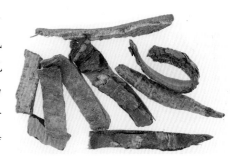

土荆皮

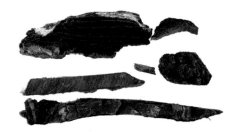

土荆皮劣品

菟丝子

【别名】吐丝子、黄藤子、龙须子、萝丝子等。

【来源】本品为旋花科植物南方菟丝子 *Cuscuta australis* R. Br. 或菟丝子 *Cuscuta chinensis* Lam. 的干燥成熟种子。

【性味归经】辛、甘，平。归肝、肾、脾经。

【功效】补益肝肾，固精缩尿，安胎，明目，止泻；外用消风祛斑。

【产地】产于内蒙古、宁夏、四川、贵州、云南等地，其中内蒙古临河，宁夏兴庆、平罗为主产地。

【性状鉴别】

菟丝子：正品；呈类球形，个头小，直径1~2mm；表面粗糙，种脐线形或扁圆形；气微，味淡。

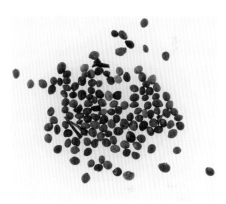

菟丝子

大菟丝子：菟丝子伪品；呈类圆形或三棱形，个头大，直径2~3mm；种脐圆形；气微，味微涩。

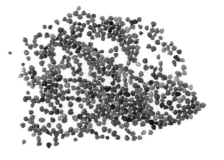

大菟丝子

王不留行

【**别名**】奶米、大麦牛、王母牛、留行子等。

【**来源**】本品为石竹科植物麦蓝菜 *Vaccaria segetalis*（Neck.）Garcke 的干燥成熟种子。

【**性味归经**】苦，平。归肝、胃经。

【**功效**】活血通经，下乳消肿，利尿通淋。

【**产地**】产于河北、甘肃、陕西、河南等地，其中河北邢台、甘肃张掖为主产地。

【**性状鉴别**】

王不留行：正品；呈球形，表面多黑色，有细密颗粒状突起，一侧有一凹陷的纵沟；味微涩、苦。

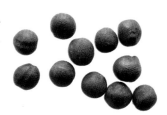

王不留行

油菜子：王不留行伪品；呈球形，表面红棕色或黑棕色；无颗粒状突起，有细密凹点；有明显的油菜样气味。

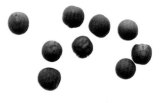

油菜子

广东王不留行：王不留行伪品；与王不留行虽名字相近，但药材性状差异明显；广东王不留行个大，直径 6.8 cm 左右，形如"无花果"，易于区分。

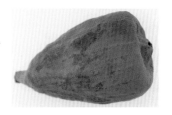

广东王不留行

威灵仙

【别名】百条根、老虎须、铁扫帚等。

【来源】本品为毛茛科植物威灵仙 *Clematis chinensis* Osbeck、棉团铁线莲 *Clematis hexapetala* Pall. 或东北铁线莲 *Clematis manshurica* Rupr. 的干燥根和根茎。

【性味归经】辛、咸，温。归膀胱经。

【功效】祛风湿，通经络。

【产地】威灵仙主产于江苏、安徽、浙江；棉团铁线莲主产于山东、河北、辽宁、黑龙江；东北铁线莲主产于辽宁西丰、吉林敦化、黑龙江牡丹江。

【性状鉴别】

威灵仙：正品之一；表面淡棕黄色，有根茎，呈柱状，下生多数细根；断面皮部约占断面直径的1/3；木部淡黄色，略呈方形。

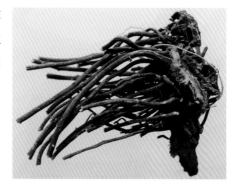

威灵仙

威灵仙（棉团铁线莲）：正品之一；木部呈圆形，味咸；木部约占直径的1/3。

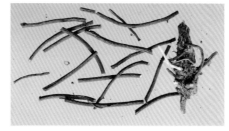

威灵仙（棉团铁线莲）

小灵仙： 威灵仙伪品；其鉴别点是根茎表面有密集环节，环节上着生细根；表面颜色为黑色。

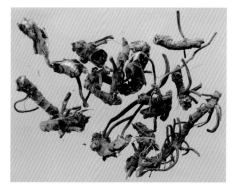

小灵仙

桃儿七： 威灵仙伪品；根茎呈不规则结节块状，似念珠；表面棕褐色，较平滑；断面黄白色，木部较小，占 1/4 或 1/5。

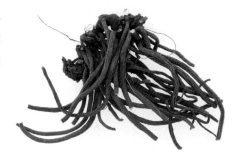

桃儿七

威灵仙伪品： 在流通大货中，亦见过威灵仙中掺有一种细根，表面灰棕色至棕褐色，质地柔软，不易折断，常露出小木心，验收或采购时要注意。

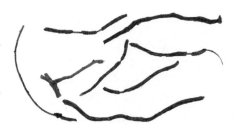

威灵仙伪品

委陵菜

【**别名**】翻白菜、鸡爪草、虎爪菜、生血丹、天青地白等。

【**来源**】本品为蔷薇科植物委陵菜 *Potentilla chinensis* Ser. 的干燥全草。

【**性味归经**】苦，寒。归肝、大肠经。

【**功效**】清热解毒，凉血止痢。

【**产地**】产于全国各地，其中辽宁、山东、安徽等为主产地。

【**性状鉴别**】

委陵菜与翻白草：在应用过程中发现，翻白草和委陵菜两者经常混用，主要是两者外形相似，都全身白毛、叶片有裂；但两者的差异也非常明显：翻白草多无粗壮的地上茎，而委陵菜具有；叶片裂不同，翻白草多呈圆锯齿浅裂，委陵菜呈狭长深裂；即使是饮片，两者亦能从上面两个特点上区分。

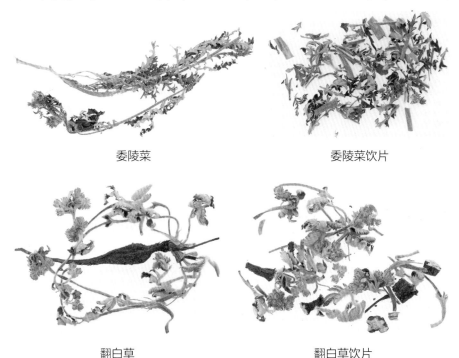

委陵菜　　　　　　　　　　　委陵菜饮片

翻白草　　　　　　　　　　　翻白草饮片

乌梅

【别名】梅实、酸梅、熏梅等。

【来源】本品为蔷薇科植物梅 *Prunus mume*（Sieb.）Sieb. et Zucc. 的干燥近成熟果实。

【性味归经】酸、涩，平。归肝、脾、肺、大肠经。

【功效】敛肺，涩肠，生津，安蛔。

【产地】产于全国各地，其中四川大邑、纳溪，云南师宗、双柏，福建福鼎等为主产地。

【性状鉴别】

乌梅：正品；表面乌黑色或棕黑色，皱缩不平；表面无毛，味极酸。

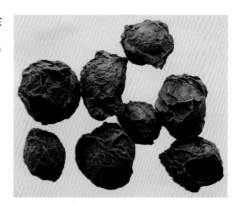

乌梅

乌梅伪品：基源不明；呈类球形，表面棕褐色，凹陷突起，皱缩；表面有柔毛。

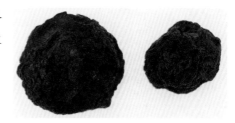

乌梅伪品

乌药

【别名】天台乌药、铜钱柴、白叶柴等。

【来源】本品为樟科植物乌药 *Lindera aggregata*（Sims）Kos-term. 的干燥块根。

【性味归经】辛，温。归肺、脾、肾、膀胱经。

【功效】行气止痛，温肾散寒。

【产地】产于湖南、江西、浙江、福建等地，其中湖南为主产地。

【性状鉴别】

乌药：正品；表面黄棕色或黄褐色，有纵皱纹及稀疏的细根痕；切面黄白色或淡黄棕色，射线呈放射状，可见年轮环纹；气香，有清凉感。

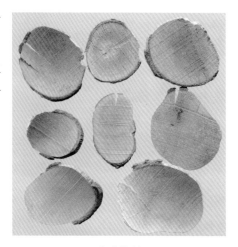

乌药饮片

桃枝：乌药伪品；表面红褐色，较光滑，有类白色点状皮孔；切面黄白色，木部占大部分，髓部白色；味微苦、涩。

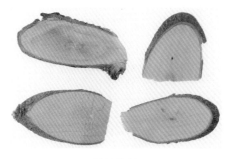

桃枝饮片

乌梢蛇

【别名】乌蛇、乌风蛇等。

【来源】本品为游蛇科动物乌梢蛇 *Zaocys dhumnades*（Cantor）的干燥体。

【性味归经】甘，平。归肝经。

【功效】祛风，通络，止痉。

【产地】产于贵州、四川、重庆、湖北、湖南等地，其中贵州、四川、重庆等为主产地。

【性状鉴别】

　　乌梢蛇：正品；背鳞行数成双，背中央 2~4 行鳞片强烈起棱，形成两条纵贯全体的黑线；脊部高耸成屋脊状，形似"剑脊"。

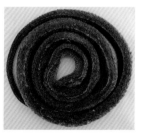 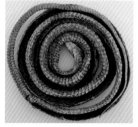

乌梢蛇（背部）　　　　乌梢蛇（腹部）

　　滑鼠蛇：乌梢蛇伪品；背部黑褐色；背中央 1~2 行鳞片明显起棱，体后部隐约可见不规则的黑色横纹；腹部鳞片黄白色，腹部剖开边缘向内卷曲，淡棕色；尾部渐细而长，尾下鳞双行。

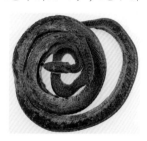 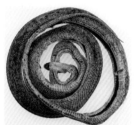

滑鼠蛇（背部）　　　　滑鼠蛇（腹部）

无花果

【别名】蜜果、文仙果、映日果等。

【来源】本品为桑科植物无花果 *Ficus carica* L. 的成熟花托与果实。

【性味归经】甘，平。归肺、胃、大肠经。

【功效】健胃清肠，消肿解毒。

【产地】产于全国各地。

【性状鉴别】

无花果：正品；呈倒圆锥形或类球形，直径 1.5~2.5 cm；表面有波状弯曲的纵棱线；顶端稍平截，中央有圆形突起，基部短而渐狭；横断面黄白色，内壁着生众多细小瘦果，瘦果呈卵形或三棱状卵形，淡黄色，外有宿萼包被。

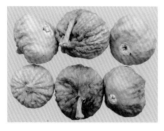 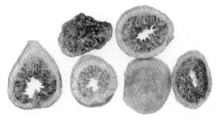

无花果　　　　　　　　　　　无花果片

广东王不留行：无花果伪品；呈倒卵状圆锥形或长椭圆形，长 3.5~6 cm，宽 1.5~4 cm；基部较长而渐狭；顶端截形，中央有一圆形突起，正中有一小孔；常纵切，呈瓢状或槽状，内常有细小长圆球状果实或花序。

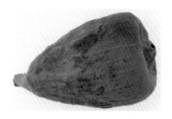 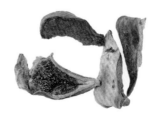

广东王不留行　　　　　　　广东王不留行饮片

吴茱萸

【别名】吴萸、茶辣、伏辣子、臭泡子、曲药子等。

【来源】本品为芸香科植物吴茱萸 *Euodia rutaecarpa*（Juss.）Benth.、石虎 *Euodia rutaecarpa*（Juss.）Benth. var. *officinalis*（Dode）Huang 或疏毛吴茱萸 *Euodia rutalecarpa*（Juss.）Benth. var. *bodinieri*（Dode）Huang 的干燥近成熟果实。

【性味归经】辛、苦，热；有小毒。归肝、脾、胃、肾经。

【功效】散寒止痛，降逆止呕，助阳止泻。

【产地】产于江西、湖南、湖北、四川、陕西、浙江、广西等地，其中江西、湖南、湖北为主产地。

【性状鉴别】

吴茱萸：正品；呈球形或略呈五角状扁球形；表面暗黄绿色至褐色，粗糙，有多数点状突起或凹陷的油点；顶端有五角星状的裂隙；气芳香浓郁，味辛辣而苦。

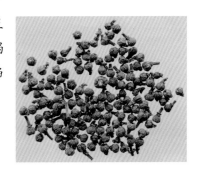

吴茱萸

大花吴茱萸：吴茱萸伪品；通体凹陷的油点不明显；气味淡，不浓烈。

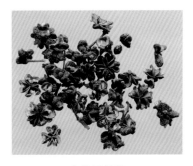

大花吴茱萸

蚕沙：吴茱萸伪品；家蚕的排泄物，无香味，无果梗；呈圆柱形，黑褐色，有6条纵棱。

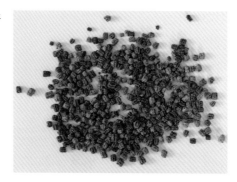

蚕沙

吴茱萸伪品：基源不明；果实大多爆开；表面黄棕色，其表面有褐色稀疏的点状突起或无；果实有香气，但不强烈。

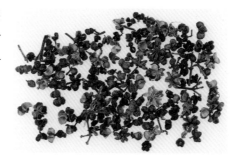

吴茱萸伪品

五加皮

【别名】白刺、五花、豹漆、南五加皮等。

【来源】本品为五加科植物细柱五加 *Acanthopanax gracilistylus* W. W. Smith. 的干燥根皮。

【性味归经】辛、苦，温。归肝、肾经。

【功效】祛风除湿，补益肝肾，强筋壮骨，利水消肿。

【产地】产于湖北、陕西、四川、安徽、河南、江苏等地，其中湖北恩施为主产地。

【性状鉴别】

五加皮： 正品；呈不规则卷筒状，外表面灰褐色，有稍扭曲的纵皱纹和横长皮孔样斑痕；体轻，切面灰白色；气微香，味微辣而苦。

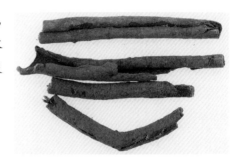

五加皮

香加皮： 五加皮伪品；呈卷筒状或槽状，少数呈不规则的块片状；外表面灰棕色或黄棕色，栓皮常呈鳞片状，易剥落；有特异香气，味苦。

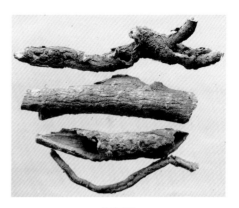

香加皮

274

五味子

【别名】辽五味、北五味子、山花椒、会及等。

【来源】本品为木兰科植物五味子 *Schisandra chinensis*（Turcz.）Baill. 的干燥成熟果实。习称"北五味子"。

【性味归经】酸、甘，温。归肺、心、肾经。

【功效】收敛固涩，益气生津，补肾宁心。

【产地】产于辽宁、吉林、湖北、黑龙江、内蒙古、河北等地，其中辽宁新宾、清源，吉林白山，湖北为主产地。

【性状鉴别】

五味子（北五味子）：正品；表面红色、紫红色或暗红色，皱缩，显油润；果实较大，肉厚，种子脐点下凹，种子表面光滑。

南五味子：五味子伪品；表面棕红色至暗棕色，干瘪，皱缩；果实较小，肉薄，种子脐点鼓起，种子表面粗糙。

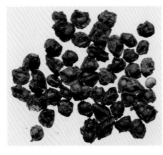 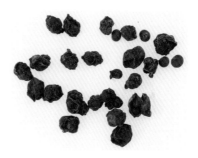

五味子（北五味子）　　　　　　　南五味子

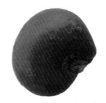

五味子（北五味子）　　南五味子

五味子（北五味子）与南五味子种子对比

西红花

【别名】番红花、藏红花等。

【来源】本品为鸢尾科植物番红花 *Crocus sativus* L. 的干燥柱头。

【性味归经】甘，平。归心、肝经。

【功效】活血化瘀，凉血解毒，解郁安神。

【产地】主产于地中海地区、伊朗周边地区；我国新疆、浙江等地亦产。

【性状鉴别】

西红花：正品；柱头入药，呈线形，暗红色，上宽略扁，顶端边缘有齿，内侧有短裂隙，体轻，气特异；浸水中可见橙黄色成直线下降，并逐渐扩散，水被染成黄色，无沉淀；柱头呈喇叭状，有短缝。

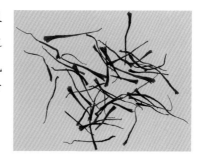

西红花

红花：西红花伪品；不带子房的小花入药，红黄色或红色，花冠筒细长，体轻，有特殊的臭味；浸水中不成直线下降，水被染成金黄色。

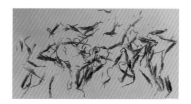

红花

染色玉米须：西红花伪品；呈线形，柱头先端不膨大，浸水中后无西红花的鉴别特点。

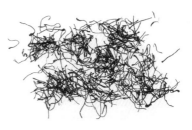

染色玉米须

细辛

【别名】小辛、少辛等。

【来源】本品为马兜铃科植物北细辛 *Asarum heterotropoides* Fr. Schmidt var. *mandshuricum*（Maxim.）Kitag.、汉城细辛 *Asarum sieboldii* Miq. var. *seoulense* Nakai 或华细辛 *Asarum sieboldii* Miq. 的干燥根和根茎。前二种习称"辽细辛"。

【性味归经】辛，温。归心、肺、肾经。

【功效】解表散寒，祛风止痛，通窍，温肺化饮。

【产地】北细辛主产于辽宁、吉林、黑龙江；汉城细辛主产于辽宁宽甸、凤城、恒仁，吉林临江；华细辛主产于陕西、河南、四川、湖北、湖南、安徽等地。

【性状鉴别】

细辛：正品；根茎横生呈不规则圆柱状，具短分枝；表面灰棕色，粗糙，有环形的节，分枝顶端有碗状的茎痕；根细长，密生节上；气辛香，味辛辣，有麻舌感。

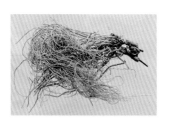

细辛

杜衡：细辛伪品；全草入药，有基生叶，根茎呈圆柱形，有环形的节；气芳香，味辛辣，微有麻舌感。

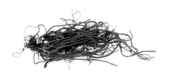

杜衡

徐长卿：细辛伪品；根茎为不规则柱形，有盘节；盘节处着生多数细长的根；木部黄棕色，断面有粉性；气香，味微辛凉。

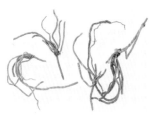

徐长卿

仙茅

【别名】地棕根、独茅、婆罗门参等。

【来源】本品为石蒜科植物仙茅 *Curculigo orchioides* Gaertn. 的干燥根茎。

【性味归经】辛，热；有毒。归肾、肝、脾经。

【功效】补肾阳，强筋骨，祛寒湿。

【产地】主产于四川、贵州、云南、广西、广东、湖南、湖北等地。

【性状鉴别】

仙茅：正品；呈圆柱形，表面棕色至褐色，粗糙，有细孔状的须根痕和横皱纹；切面灰白色至棕褐色，近中心处颜色较深。

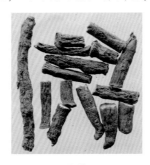
仙茅

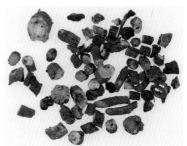
仙茅饮片

芍药侧根：仙茅伪品；呈圆柱形，表面棕褐色，粗糙，有纵沟和皱纹，有皮孔样突起，切面粉白色或粉红色，皮部窄，木部放射状纹理明显；味微苦、酸涩。

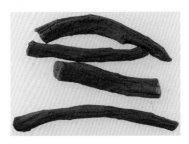
芍药侧根

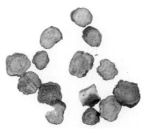
芍药侧根饮片

278

香橼

【别名】枸橼、香圆、钩缘干、香泡树、香橼柑等。

【来源】本品为芸香科植物枸橼 *Citrus medica* L. 或香圆 *Citrus wilsonii* Tanaka 的干燥成熟果实。

【性味归经】辛、苦、酸，温。归肝、脾、肺经。

【功效】疏肝理气，宽中，化痰。

【产地】枸橼产于长江流域及其以南地区，其中广东、广西较多；香圆产于江苏、浙江、江西、安徽、湖北、四川等地。

【性状鉴别】

香橼（枸橼）：正品之一；呈圆形或长圆形片，直径 4~10 cm，厚 0.2~0.5 cm；横切片外果皮黄色或黄绿色，边缘呈波状，散有凹陷的油点；中果皮厚 1~3 cm，黄白色或淡棕黄色，有不规则的网状突起的维管束；瓤囊 10~17 室；纵切片中心柱较粗壮，质韧；气清香；味微甜而苦、辛。

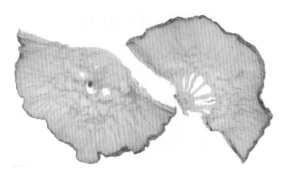

香橼（枸橼）

香橼（香园）：正品之一；呈球形、半球形或圆片，直径 4~7 cm，表面黑绿色或黄棕色，密被凹陷的小油点及网状隆起的粗皱纹，顶端有花柱残痕及隆起的环圈，基部有果梗残基；质地坚硬；剖面或横切薄片边缘油点明显；中果皮厚约 0.5 cm，瓤囊 9~11 室，棕色或淡红棕色，间或有黄白色种子；气香，味酸而苦。

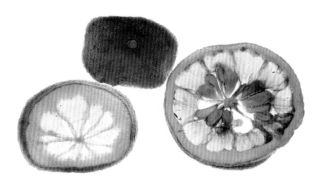

香橼（香圆）

柚子皮：香橼伪品；呈长圆形片，横切片外果皮黄色，边缘呈波状，有凹陷油点，但较少；中果皮厚，其间散有稀疏的维管束。

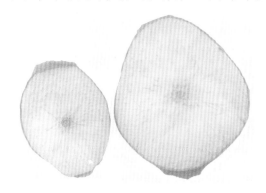

柚子皮

香加皮

【别名】香五加皮、北五加皮、杠柳皮等。

【来源】本品为萝藦科植物杠柳 *Periploca sepium* Bge. 的干燥根皮。

【性味归经】辛、苦，温；有毒。归肝、肾、心经。

【功效】利水消肿，祛风湿，强筋骨。

【产地】产于甘肃、陕西、山西、河南等地，其中甘肃为主产地。

【性状鉴别】

香加皮：正品；外表面灰棕色或黄棕色，有不规则裂纹，栓皮常呈鳞片状剥落；有特异香气。

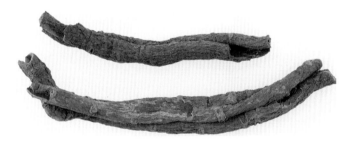

香加皮

香加皮地上茎皮：香加皮伪品；外表面棕褐色，光滑，微有光泽；且有明显的黄褐色皮孔，微有或没有香气。

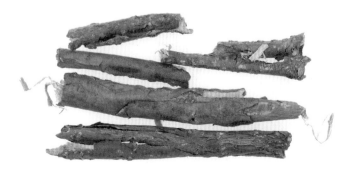

香加皮地上茎皮

小茴香

【别名】谷茴香、土茴香、大茴香、小香等。

【来源】本品为伞形科植物茴香 *Foeniculum vulgare* Mill. 的干燥成熟果实。

【性味归经】辛，温。归肝、肾、脾、胃经。

【功效】散寒止痛，理气和胃。

【产地】产于全国各地，其中山西、甘肃、辽宁、内蒙古为主产地。

【性状鉴别】

　　小茴香：正品；双悬果，呈圆柱形，表面黄绿色或淡黄色，两端略尖；分果呈长椭圆形，背面具5条纵棱，接合面平坦而较宽；横切面略呈五边形，背面的四边约等长；有特异香气，嚼之微甘、辛。

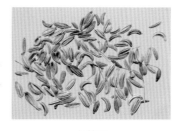

小茴香

　　孜然：小茴香伪品；呈长圆形，略呈新月形；表面黄绿色、灰黄色；多以分果存在，分果具5条纵棱，有较多短毛；有特异香气，嚼之辛麻。

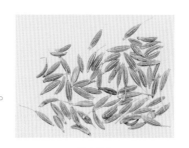

孜然子

　　莳萝：小茴香伪品；多为分果，每一分果呈扁平广卵形；表面黄棕色、棕黑色，背面有3条不甚明显的棱线，两侧棱向外延伸成翅状；气芳香，尝之有麻舌感。

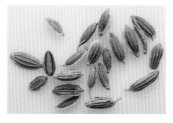

莳萝子

小通草

【别名】小通花、鱼泡通等。

【来源】本品为旌节花科植物喜马山旌节花 *Stachyurus himalaicus* Hook. f. et Thoms.、中国旌节花 *Stachyurus chinensis* Franch. 或山茱萸科植物青荚叶 *Helwingia japonica*（Thunb.）Dietr. 的干燥茎髓。

【性味归经】甘、淡，寒。归肺、胃经。

【功效】清热，利尿，下乳。

【产地】主产于四川、湖北、陕西、广西、福建、贵州、云南等地。

【性状鉴别】

小通草：正品；呈圆柱形，表面白色或淡黄色；体轻，质松软，捏之变形，有弹性，易折断，无空心，显银白色光泽；水浸后有黏滑感。

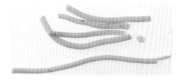

小通草

绣球花藤：小通草伪品；质地柔韧，能绕手指不断。

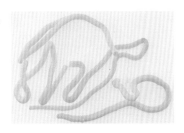

绣球花藤

小通草劣品：市场常见小通草劣品，外表面有粉斑，细看是增重粉，采购及验收时要特别注意。

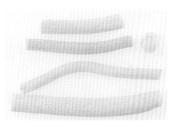

小通草劣品

徐长卿

【别名】了刁竹、竹叶细辛、逍遥竹、一枝香等。

【来源】本品为萝藦科植物徐长卿 *Cynanchum paniculatum*（Bge.）Kitag. 的干燥根和根茎。

【性味归经】辛，温。归肝、胃经。

【功效】祛风，化湿，止痛，止痒。

【产地】产于全国大部分地区，其中河北、辽宁、浙江、江苏、江西、福建、四川、贵州、云南等为主产地。

【性状鉴别】

徐长卿：正品；根茎为不规则柱形，有盘节；盘节处着生多数细长的根；木部黄棕色，断面有粉性。

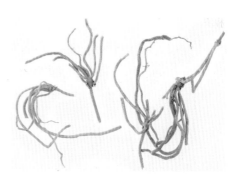

徐长卿

老瓜头：徐长卿伪品；根茎不明显，其上有多数芽及地上茎残基；茎中空，表面带紫色，有明显的主根；木部黄色。

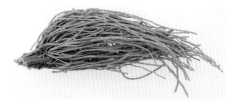

老瓜头

续断

【**别名**】川断、接骨草、和尚头等。

【**来源**】本品为川续断科植物川续断 *Dipsacus asper* Wall. ex Henry 的干燥根。

【**性味归经**】苦、辛，微温。归肝、肾经。

【**功效**】补肝肾，强筋骨，续折伤，止崩漏。

【**产地**】产于四川、湖北、云南、重庆等地，其中四川、湖北、云南等为主产地。

【**性状鉴别**】

　　续断：正品；表面灰褐色或黄褐色，可见横列的皮孔样斑痕和少数须根痕；切面皮部墨绿色或棕褐色，木部黄褐色，导管束呈放射状排列。

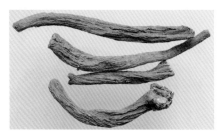 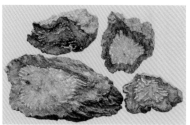

| 续断 | 续断饮片 |

　　独一味根：续断伪品；切面皮部墨绿色或棕色，可见暗色环，中心浅黄色，木质部突起形成花纹；口尝有麻舌感。

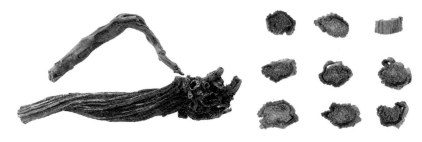

独一味根　　　　　　　　　　　独一味根饮片

旋覆花

【别名】金佛花、金佛草、六月菊等。

【来源】本品为菊科植物旋覆花 *Inula japonica* Thunb. 或欧亚旋覆花 *Inula britannica* L. 的干燥头状花序。

【性味归经】苦、辛、咸，微温。归肺、脾、胃、大肠经。

【功效】降气，消痰，行水，止呕。

【产地】主产于江苏邳州、山东庆云、河南洛阳等地。

【性状鉴别】

旋覆花与湖北旋覆花：正品旋覆花易散瓣，与湖北旋覆花（为旋覆花伪品）的差异主要在冠毛上。正品旋覆花冠毛多数；湖北旋覆花冠毛5枚，鉴别过程需借助体视显微镜。

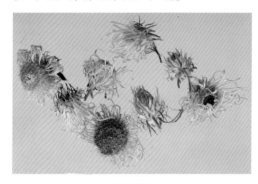 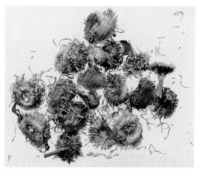

旋覆花　　　　　　　　　　　　湖北旋覆花

延胡索（元胡）

【别名】元胡索、玄胡索等。

【来源】本品为罂粟科植物延胡索 *Corydalis yanhusuo* W. T. Wang 的干燥块茎。

【性味归经】辛、苦，温。归肝、脾经。

【功效】活血，行气，止痛。

【产地】产于浙江、陕西、安徽等地，其中浙江磐安、陕西城固、安徽宁国等为主产地。

【性状鉴别】

延胡索：正品；块茎入药，顶端有凹陷茎痕；表面黄色或黄褐色，有不规则网状皱纹；饮片切面角质样，黄色，有蜡样光泽；味苦。

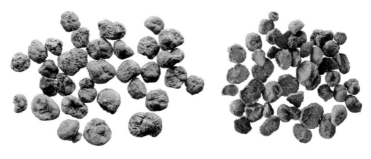

延胡索　　　　　　　　　　　延胡索饮片

零余子：延胡索伪品；无凹陷茎痕，表面被黄色粉状物；味甘。

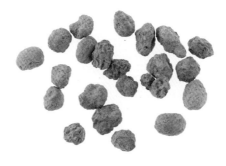

零余子

延胡索劣品： 主要是由于贮藏时间较长，断面颜色由黄色或黄褐色变为暗黄棕色，不呈现角质样。

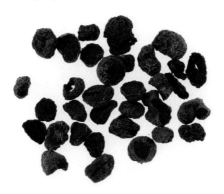

延胡索劣品

阳起石

【别名】白石、羊起石、石生等。

【来源】本品为硅酸盐类矿物角闪石族透闪石，主含含水硅酸钙［$Ca_2Mg_5(Si_4O_{11})_2(OH)_2$］。

【性味归经】咸，温。归肾经。

【功效】温肾壮阳。

【产地】主产于湖北、河南、山西等地。

【性状鉴别】

阳起石：正品；多为白色或浅灰色，是柱状、针状或纤维状集合体；有丝绢样光泽；打碎断面不整齐，只在纵面显纤维状或柱状。

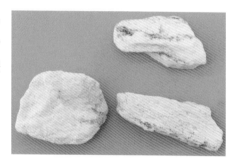

阳起石

阴起石：阳起石伪品；多为浅灰绿色、绿色至暗绿色，是纤维状、放射状集合体；全体具丝绢或玻璃样光泽，断面纤维状，手捻呈纤维状碎粉。

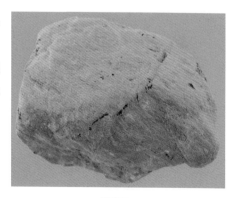

阴起石

一枝黄花

【别名】黄花草、黏糊菜、破布叶、小柴胡、金边菊等。

【来源】本品为菊科植物一枝黄花 *Solidago decurrens* Lour. 的干燥全草。

【性味归经】辛、苦，凉。归肺、肝经。

【功效】清热解毒，疏散风热。

【产地】主产于浙江、安徽、江西、江苏、贵州、湖南、湖北、广东、广西等地。

【性状鉴别】

一枝黄花：正品；茎圆柱形，有棱线，中上部被疏毛；头状花序多见非单面着生，小花较大，稀疏；叶呈匙状，基部下延成柄，叶柄明显。

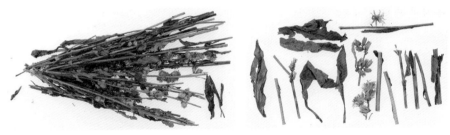

一枝黄花　　　　　　　　　　　　一枝黄花饮片

加拿大一枝黄花：一枝黄花伪品；茎圆柱形，有棱线，较粗状，茎表面密生柔毛；头状花序单面着生，小花较小而多；叶披针形或线状披针形，叶柄不明显。

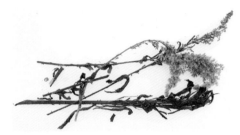

加拿大一枝黄花

薏苡仁

【别名】薏米、薏仁米、六谷等。

【来源】本品为禾本科植物薏苡 *Coix lacryma-jobi* L. var. *ma-yuen*（Roman.）Stapf 的干燥成熟种仁。

【性味归经】甘、淡，凉。归脾、胃、肺经。

【功效】利水渗湿，健脾止泻，除痹，排脓，解毒散结。

【产地】产于全国大部分地区，其中贵州兴仁、云南为主产地，老挝、缅甸等亦产。

【性状鉴别】

薏苡仁：正品；多为长椭圆形，纵沟两棱近于平行，横长多大于纵高。

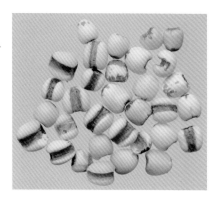

薏苡仁

草珠子：薏苡仁伪品；多为宽卵形，纵沟宽而深，两棱多呈"八"字样，宽多大于长，顶部与底部平行。

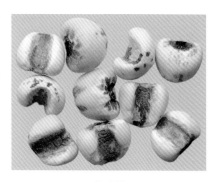

草珠子

高粱米： 薏苡仁伪品；呈倒卵形或类圆形，多为白色或灰白色，一面具纵沟，约占 2/3，另一面较光滑，类球面。

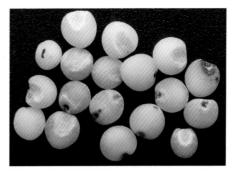

高粱米

薏苡仁劣品： 薏苡仁含有大量的淀粉，贮藏不当便会生虫，发生虫蛀现象。薏苡仁劣品会看到虫丝粘连、虫眼等现象。

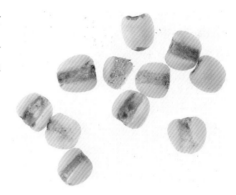

薏苡仁劣品

银柴胡

【别名】银胡、牛肚根、沙参儿等。

【来源】本品为石竹科植物银柴胡 *Stellaria dichotoma* L. var. *lanceolata* Bge. 的干燥根。

【性味归经】甘，微寒。归肝、胃经。

【功效】清虚热，除疳热。

【产地】产于宁夏、甘肃等地，其中宁夏兴庆，甘肃陇西、金昌、秦安为主产地。

【性状鉴别】`

银柴胡：正品；表面多具孔穴状或盘状凹陷，习称"砂眼"，从砂眼处折断可见棕色裂隙中有细砂散出；根头部略膨大，有密集的呈疣状突起的芽苞、茎或根茎的残基，习称"珍珠盘"；质硬而脆，易折断，断面不平坦，较疏松，有裂隙，皮部甚薄，木部有黄、白色相间的放射状纹理；气微，味甜。

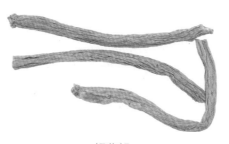

银柴胡

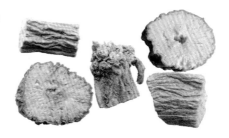

银柴胡饮片

丝石竹：银柴胡伪品；表面无穴状或盘状凹陷，无"砂眼"，近根头处有多数突起的圆形支根痕及细环纹，无珍珠盘；质坚实，不易折断，断面不平坦，有3~4层黄白相间的花纹；气微，味苦、辛辣，有刺激性。

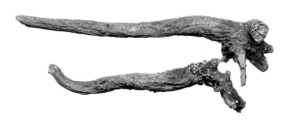

丝石竹

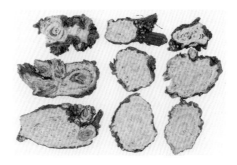

丝石竹饮片

注：银柴胡劣品主要是陈货，与新货相比，颜色变暗，断面颜色加深。

油松节

【别名】黄松木节、松郎头等。

【来源】本品为松科植物油松 *Pinus tabuliformis* Carr. 或马尾松 *Pinus massoniana* Lamb. 的干燥瘤状节或分枝节。

【性味归经】苦、辛，温。入肝、肾经。

【功效】祛风除湿，通络止痛。

【产地】主产于吉林、辽宁、河北、河南、山东、山西、四川、贵州等地。

【性状鉴别】

油松节与油松节劣品：正品与劣品主要区别在颜色和香味；油松节市场上多见饮片，正品表面黄棕色或红棕色，具明显年轮，有松香味；油松节劣品常是陈货，饮片颜色加深，松香味非常淡，验收或采购时要特别注意。

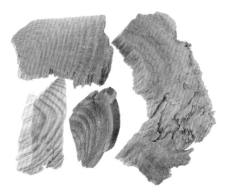 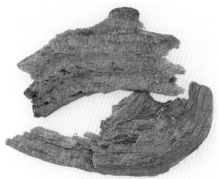

油松节　　　　　　　　　　　油松节劣品

郁李仁

【别名】郁子、李仁肉、小李仁等。

【来源】本品为蔷薇科植物欧李 *Prunus humilis* Bge.、郁李 *Prunus japonica* Thunb. 或长柄扁桃 *Prunus pedunculata* Maxim. 的干燥成熟种子。前两种习称"小李仁"，后一种习称"大李仁"。

【性味归经】辛、苦、甘，平。归脾、大肠、小肠经。

【功效】润肠通便，下气利水。

【产地】欧李仁主产于内蒙古、山西、河北、辽宁；郁李仁主产于山东、辽宁、河北；长柄扁桃仁主产于陕西、内蒙古、宁夏。

【性状鉴别】

郁李仁（大）：正品之一；个头大，表面颜色较深，为黄棕色；表面突起小颗粒较多。

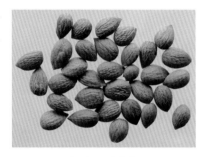

郁李仁（大）

郁李仁（小）：正品之一；呈卵形，个头小；表面颜色浅，多为黄白色或浅棕色，一端尖，另一端钝圆；尖端一侧有线形种脐，圆端中央有深色合点，自合点处向上具多条纵向维管束脉纹。

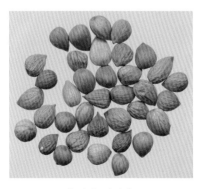

郁李仁（小）

蕤仁：郁李仁伪品；呈类卵圆形，稍扁，个头较大；表面浅棕色至暗红色，有明显网状纹理，顶端尖，两侧略不对称。

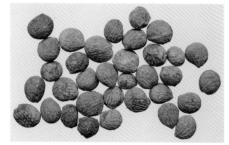

蕤仁

月季花

【**别名**】月月开、月月红、四季花、月季红、四季花等。

【**来源**】本品为蔷薇科植物月季 *Rosa chinensis* Jacq. 的干燥花。

【**性味归经**】甘，温。归肝经。

【**功效**】活血调经，疏肝解郁。

【**产地**】产于全国各地，其中江苏、湖北、河北、上海、天津及北京为主产地。

【**性状鉴别**】

　　月季花：正品；花托为长圆形；雌蕊突出雄蕊群。

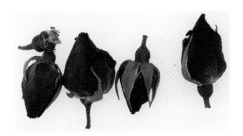

月季花

　　月季花伪品：市场上有一种月季花，花托不膨大或无，个头较大，这与《中华人民共和国药典》（2020年版　一部）中月季花的性状描述不符，验收或采购时要特别注意。

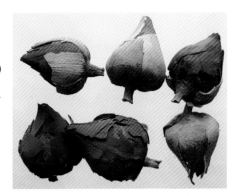

月季花伪品

皂角刺

【别名】天丁、皂角针、皂荚刺等。

【来源】本品为豆科植物皂荚 *Gleditsia sinensis* Lam. 的干燥棘刺。

【性味归经】辛，温。归肝、胃经。

【功效】消肿托毒，排脓，杀虫。

【产地】产于全国各地，其中以湖北、河南为主产地。

【性状鉴别】

皂角刺：正品；主刺长圆锥形，分枝刺多，分枝基部常有小阜状隆起；表面有的带浅色斑块；体轻，质坚硬；饮片切面木部黄白色；髓部疏松，淡红棕色。

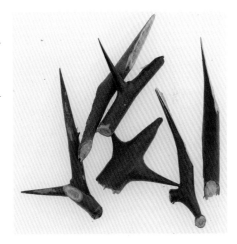

皂角刺

日本皂角刺：皂角刺伪品；全刺圆锥形或扁圆柱形；分枝刺少，部分在主刺的下部；表面有的较粗糙，暗灰色且带黑色小斑点；体轻，质硬；切面木部浅黄棕色；髓大而疏松，淡红棕色。

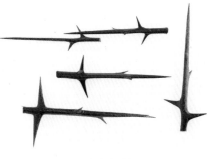

日本皂角刺

泽兰

【别名】地笋、虎兰、小泽兰等。

【来源】本品为唇形科植物毛叶地瓜儿苗 *Lycopus lucidus* Turcz. var. *hirtus* Regel 的干燥地上部分。

【性味归经】苦、辛，微温。归肝、脾经。

【功效】活血调经，祛瘀消痈，利水消肿。

【产地】产于全国大部分地区，其中河南唐河、新野、确山、桐柏等为主产地。

【性状鉴别】

泽兰与佩兰：市场上两者主要为饮片，而切制成段后，外形有时易混淆。泽兰茎呈四棱方柱形，有凹槽，茎节有毛，单叶；而佩兰茎呈圆柱形，羽状叶，可见叶片 3 裂。

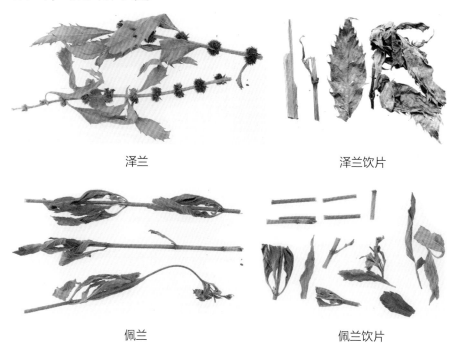

| 泽兰 | 泽兰饮片 |

| 佩兰 | 佩兰饮片 |

浙贝母

【别名】浙贝、大贝、象贝、元宝贝、珠贝等。

【来源】本品为百合科植物浙贝母 *Fritillaria thunbergii* Miq. 的干燥鳞茎。

【性味归经】苦，寒。归肺、心经。

【功效】清热化痰止咳，解毒散结消痈。

【产地】主产于浙江磐安、宁波。

【性状鉴别】

　　浙贝母：正品；呈扁圆形，表面类白色至淡黄色，较光滑或被有白色粉末；质硬；外层鳞叶2瓣，互相抱合，顶端开口，内有小鳞叶2~3枚和干缩的残茎。

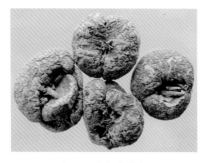
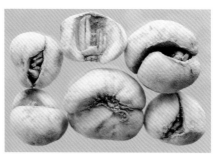

浙贝母（未去皮）　　　　　　　　　浙贝母（去皮）

　　湖北贝母：浙贝母伪品；呈扁圆球形，表面类白色至淡棕色；外层鳞叶2瓣，大小悬殊，大瓣紧抱小瓣，顶端闭合或开裂；内有鳞叶2~6枚及干缩的残茎。

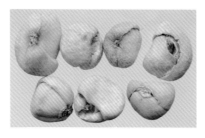

湖北贝母

栀子

【别名】木丹、越桃、山栀子、黄栀子等。

【来源】本品为茜草科植物栀子 *Gardenia jasminoides* Ellis 的干燥成熟果实。

【性味归经】苦，寒。归心、肺、三焦经。

【功效】泻火除烦，清热利湿，凉血解毒；外用消肿止痛。

【产地】产于江西、湖南、福建、江苏、浙江、湖北、四川、贵州等地，其中江西、湖南、福建为主产地。

【性状鉴别】

栀子：正品；个头较小，表面有翅状纵棱6条，有1条明显的纵脉纹，并有分枝，顶端宿萼残存；果皮薄，乙醇荧光测试显蓝色。

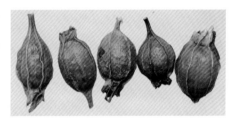

栀子

水栀子：栀子伪品；个头较栀子大，表面有翅状纵棱6条，较突出，且多卷折；乙醇荧光测试不显蓝色。

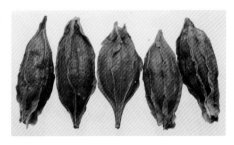

水栀子

枳壳

【**别名**】绿衣枳壳、酸橙枳壳、香圆枳壳等。

【**来源**】本品为芸香科植物酸橙 *Citrus aurantium* L. 及其栽培变种的干燥未成熟果实。

【**性味归经**】苦、辛、酸，微寒。归脾、胃经。

【**功效**】理气宽中，行滞消胀。

【**产地**】产于重庆、江西、湖南、四川、湖北、浙江、江苏、陕西等地，其中重庆、江西、湖南为主产地。

【**性状鉴别**】

枳壳（酸橙）：正品之一；外果皮褐色，有颗粒状突起，突起的顶端有凹点状油室；边缘散有1~2列油室。

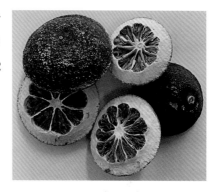

枳壳（酸橙）

枳壳（衢枳壳）：正品之一；外果皮棕褐色，有颗粒状突起，但较酸橙不明显，凹点状油室还分布于平缓处或浅凹处；边缘多为单列油室。

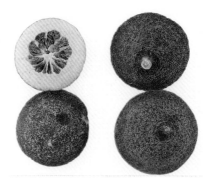

枳壳（衢枳壳）

甜橙：枳壳伪品；外皮为黄棕色，与枳壳颜色区别明显，四点状油室分布于外果皮上；边缘一列油室，分布较稀。

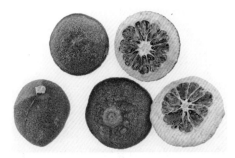

甜橙

枳壳伪品（进口，未定基源）：近两年市场上出现的进口枳壳伪品，其外表颜色与枳壳相近，但外果皮颗粒状突起密集，多有小瘤状物，油室不甚明显；切面边缘1~2列油室，整体直径较正品小。

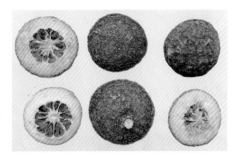

枳壳伪品（进口，未定基源）

枳实

【别名】枸头橙、香橙、臭橙等。

【来源】本品为芸香科植物酸橙 *Citrus aurantium* L. 及其栽培变种或甜橙 *Citrus sinensis* Osbeck 的干燥幼果。

【性味归经】苦、辛、酸，微寒。归脾、胃经。

【功效】破气消积，化痰散痞。

【产地】产于重庆、江西、湖南、四川、湖北、浙江、江苏、陕西等地，其中重庆、江西、湖南等为主产地。

【性状鉴别】

枳实：正品；呈半球形，少数为球形；外果皮墨绿色或棕褐色，具颗粒状突起和皱纹，有明显的花柱残基或果梗痕；切面中果皮略隆起，中果皮较厚，一般达直径的2/3左右；边缘有1~2列油室，瓤囊棕褐色。

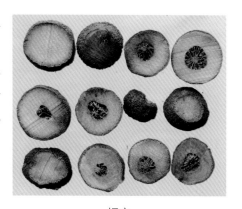

枳实

青皮：枳实伪品；呈类球形；表面灰绿色或黑绿色，微粗糙，有细密凹下的油室；质硬，断面果皮较薄，外缘有油室1~2列；瓤囊少，8~10瓣，淡棕色，有明显橘皮香气。

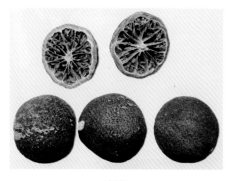

青皮

枳实伪品（进口，未定基源）：
近两年市场上出现进口的枳实伪品，其外表颜色与枳实颜色相近，但外果皮颗粒状突起密集，多有小瘤状物，油室散布于全体；切面淡黄棕色，靠近边缘黄色，边缘1~3列油室，果皮直径占比1/2左右。

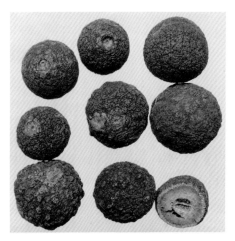

枳实伪品（进口，未定基源）

猪苓

【别名】猪茯苓、野猪粪、地乌桃等。

【来源】本品为多孔菌科真菌猪苓 *Polyporus umbellatus*（Pers.）Fries 的干燥菌核。

【性味归经】甘、淡，平。归肾、膀胱经。

【功效】利水渗湿。

【产地】产于陕西、吉林、辽宁、四川等地，其中陕西为主产地。

【性状鉴别】

猪苓：正品；呈类圆形或不规则厚片，直径大，表面黑色；切面黄白色，无明显气味。

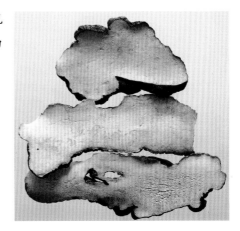

猪苓

香菇根：猪苓伪品；直径小，切面较猪苓松散，有明显香菇气味。

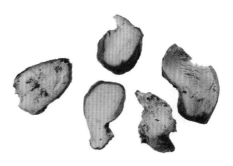

香菇根

紫贝齿

【别名】紫贝、紫贝子、贝齿、文贝等。

【来源】本品为宝贝科动物蛇首眼球贝 *Erosaria caputserpentis*（L.）、山猫宝贝 *Cypraea lynx*（L.）或绶贝 *Mauritia arabica*（L.）等的贝壳。

【性味归经】咸，平。归肝经。

【功效】平肝潜阳，镇惊安神，平肝明目。

【产地】主产于福建、台湾、海南及西沙和南沙群岛。

【性状鉴别】

紫贝齿：正品；呈卵圆形，表面紫棕色，有多个暗紫棕色与类白色交织的斑纹或小点，平行状排列；壳口边缘有细齿，但缺刻不明显。

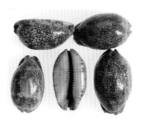

紫贝齿

虎贝齿：紫贝齿伪品；个头较大，全身有暗紫棕色斑点，中间有明显的分线；壳口边缘有细齿，缺刻明显。

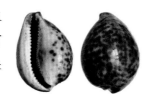

虎贝齿

白贝齿：紫贝齿伪品；整体个头小，壳背周围有明显环纹，中部隆起，类心形；边缘暗紫色，中心类白色；壳口边缘有细齿，缺刻均明显。

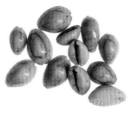

白贝齿

紫草

【别名】软紫草、硬紫草等。

【来源】本品为紫草科植物新疆紫草 *Arnebia euchroma*（Royle）Johnst. 或内蒙紫草 *Arnebia guttata* Bunge 的干燥根。

【性味归经】甘、咸，寒。归心、肝经。

【功效】清热凉血，活血解毒，透疹消斑。

【产地】主产于新疆、西藏及内蒙古等地。

【性状鉴别】

　　紫草：正品；呈不规则扭曲长圆柱形；表面紫红色或紫褐色，皮部疏松，呈条形片状，常十余层重叠，易剥落；体轻，质松软，木部较小，气特异。

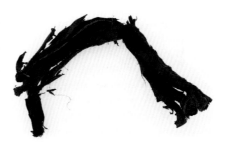

紫草

　　硬紫草：紫草伪品；呈圆柱形，有分枝；表面紫红色，外皮薄，易脱落，木部浅黄棕色；质地坚硬，无特异气味。

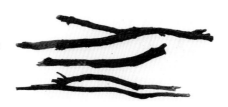

硬紫草

　　进口紫草：紫草伪品；近些年市场上进口紫草占据很大份额，进口紫草单层至数层相叠，表面常有横曲纹，多为深红色或紫褐色。

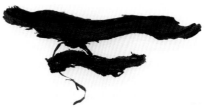

进口紫草

309

紫花地丁

【别名】犁头草、地丁、野堇菜等。

【来源】本品为堇菜科植物紫花地丁 *Viola yedoensis* Makino 的干燥全草。

【性味归经】苦、辛，寒。归心、肝经。

【功效】清热解毒，凉血消肿。

【产地】主产于陕西商洛，河南洛宁、三门峡，山东临沂。

【性状鉴别】

  紫花地丁：正品；萼片的先端形状圆润或梯形；花距向下。

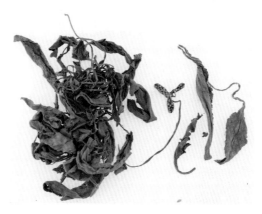

紫花地丁

  紫花地丁伪品：基源不明；萼片的先端形状有尖齿或是微齿的状态；花距多平直或斜向上。

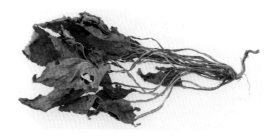

紫花地丁伪品

紫苏叶

【**别名**】苏叶、紫菜等。

【**来源**】本品为唇形科植物紫苏 *Perilla frutescens* （L.）Britt. 的干燥叶（或带嫩枝）。

【**性味归经**】辛，温。归肺、脾经。

【**功效**】解表散寒，行气和胃。

【**产地**】产于全国大部分地区，其中湖北、江苏、河南、山东、江西、浙江、四川等为主产地。

【**性状鉴别**】

　　紫苏叶：正品；叶片下表面紫色，上表面绿色；叶边缘为圆锯齿。

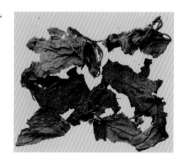

紫苏叶

　　回回苏叶：紫苏叶伪品；叶片两面紫色；叶缘有狭长锯齿。

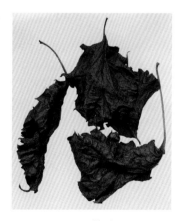

回回苏叶

紫苏子

【别名】苏子、黑苏子、铁苏子等。

【来源】本品为唇形科植物紫苏 *Perilla frutescens*（L.）Britt. 的干燥成熟果实。

【性味归经】辛，温。归肺经。

【功效】降气化痰，止咳平喘，润肠通便。

【产地】产于全国大部分地区，其中湖北、江苏、河南、山东、江西、浙江、四川等为主产地。

【性状鉴别】

　　紫苏子与白苏子：两者主要区别在于外皮颜色，紫苏子为黄棕色，白苏子为紫苏子伪品，外皮颜色为白色，差异明显；两种苏子外表均有网状花纹。

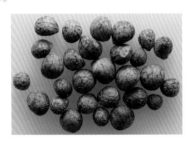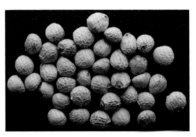

紫苏子　　　　　　　　　　　　　　白苏子

　　黄荆子：紫苏子伪品；个头较紫苏子大，果实表面棕褐色，较光滑，微显细纵纹，无网状花纹。

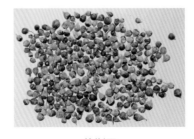

黄荆子

紫菀

【**别名**】青菀、紫蒨、紫菀茸等。

【**来源**】本品为菊科植物紫菀 *Aster tataricus* L. f. 的干燥根和根茎。

【**性味归经**】辛、苦，温。归肺经。

【**功效**】润肺下气，消痰止咳。

【**产地**】主产于河北、安徽。

【**性状鉴别**】

    紫菀：正品；外表皮紫红色或灰红色，有纵皱纹。

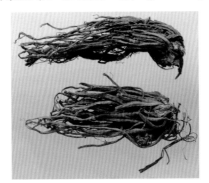

紫菀

    紫菀劣品：主要是陈货，与正品紫菀相比差异明显。往往外表皮颜色较深，为褐色；整体干瘪。

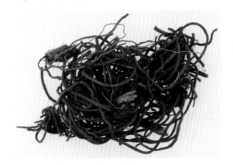
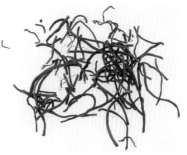

紫菀劣品1   紫菀劣品2

笔画索引

参考文献

［1］ 国家药典委员会．中华人民共和国药典：2020 年版．一部［M］．北京：中国医药科技出版社，2020．

［2］ 王满恩，赵昌．饮片验收经验［M］．太原：山西科学技术出版社，2019．

［3］ 南京中医药大学．中药大辞典：第 2 版［M］．上海：上海科学技术出版社，2006．

［4］ 黄璐琦，匡海学，孟祥才，等．新编中国药材学［M］．北京：中国医药科技出版社，2020．

［5］ 崔玲．神农本草经［M］．天津：天津古籍出版社，2009．

［6］ 周重建，魏献波，马华．新版国家药典中药彩色图鉴［M］．太原：山西科学技术出版社，2016．

［7］ 彭成．中华道地药材［M］．北京：中国中医药出版社，2011．

［8］ 郭巧生．药用植物资源学：第 2 版［M］．北京：高等教育出版社，2017．

［9］ 钟赣生，杨柏灿．中药学：新世纪第五版［M］．北京：中国中医药出版社，2021．

［10］ 龙兴超，郭宝林．200 种中药材商品电子交易规格等级标准［M］．北京：中国医药科技出版社，2017．

［11］ 李峰，宋晓玲，刘亚鲁．八角茴香及其混伪品的鉴别［J］．山东中医杂志，2011，30（10）：739–740．

［12］ 辛桂瑜，侯小露，陆益平，等．白花蛇舌草及其伪品纤花耳草的性状与显微鉴别研究［J］．畜禽业，2020，31（07）：5–6．

［13］ 苏学秀，杨丽，杨世琴，等．白花蛇舌草及其伪品伞房花耳草的比较鉴别［J］．中国民族民间医药，2020，29（8）：24–26．

［14］ 张赫名．苍术及其伪品的鉴别［J］．健康之路，2017，16（12）：

211–212.

[15] 孙旖. 中药柴胡与常见混伪品的鉴别方法分析［J］. 光明中医，2018，33（17）：2502–2504.

[16] 毛学勇，唐生斌. 柴胡及其混伪品的性状比较［J］. 中药材，2001（03）：169–170.

[17] 陈永林，赵华英，许欣荣，等. 银柴胡与6种混伪品的鉴别研究［J］. 基层中药杂志，1997（2）：14–15.

[18] 王希明. 银柴胡及其混伪品［J］. 中药材，1988（4）：32–33.

[19] 刘胜春. 川贝母与其混伪品鉴别［J］. 时珍国医国药，2001（1）：57.

[20] 刘振启，刘杰. 刺五加与伪品的鉴别［J］. 首都食品与医药，2015，22（23）：52.

[21] 李媛. 大蓟及其混伪品鉴别［J］. 时珍国医国药，2000（8）：711.

[22] 杨成英. 大黄及其混伪品的鉴别［J］. 时珍国医国药，2003（12）：747–748.

[23] 戎海东. 关于冬虫夏草及其几种常见伪品的鉴别［J］. 内蒙古中医药，2015，34（2）：111，134.

[24] 余家奇. 海马掺伪品的鉴别［J］. 时珍国药研究，1996（4）：40–41.

[25] 胡彦，罗永明，刘大强，等. 鸡骨草与毛鸡骨草的形态学差异研究［J］. 时珍国医国药，2008，151（3）：618–619.

[26] 胡旻. 鸡血藤与常用混淆品的真伪鉴别［J］. 浙江中西医结合杂志，2013，23（5）：419，427.

[27] 高云涛. 金钱白花蛇的真伪品种鉴别［J］. 中国现代药物应用，2012，6（21）：118.

[28] 陈云，李兆慧，孙思雅，等. 金钱草及其常见混伪品的生药鉴别研究［J］. 时珍国医国药，2019，30（10）：2400–2404.

[29] 韦颖，邵爱娟，程明，等. 葱子与韭菜子的性状与显微鉴别特征研究［J］. 中国现代中药，2012，14（10）：20–22.

［30］ 孙秋艳．羚羊角真伪的鉴别［J］．中国实用医药，2013，8（12）：233.

［31］ 李思诗，赵晶．菟丝子、青葙子及其常见伪品微性状鉴别［J］．亚太传统医药，2017，13（16）：31-32.

［32］ 张翠兰．中药三七及其常见混伪品鉴别［J］．中国民族民间医药，2015，24（14）：3-4.

［33］ 红霞，王栋．沙苑子及其常见伪品的快速鉴别［J］．内蒙古医科大学学报，2018，40（6）：566-569.

［34］ 侯芳洁，郭利霄，宋军娜，等．河北安国市场砂仁及其混伪品的性状及微性状鉴别研究［J］．南京中医药大学学报，2019，35（2）：214-217.

［35］ 朱冬青．6种中药的真伪鉴别［J］．海峡药学，2010，22（7）：56-57.

［36］ 陈美越．石斛及其伪品云南石仙桃的鉴别［J］．海峡药学，2003（3）：47-48.

［37］ 李俊卿．酸枣仁及其伪品理枣仁、兵豆、枳椇子的鉴别［J］．光明中医，2014，29（3）：491-493.

［38］ 崔田，邓祖磊，黄丽丹．桃仁、苦杏仁及其混伪品微性状鉴别研究［J］．海峡药学，2016，28（2）：41-43.

［39］ 杨金华．天麻及其伪品鉴别［J］．亚太传统医药，2014，10（22）：42.

［40］ 刘永红，郭建宏，张顺仓．天南星科9种易混淆药材的鉴别特征概述［J］．扬州大学学报（农业与生命科学版），2018，39（4）：45-50.

［41］ 崔国静，赵志杰，贺蔷．土茯苓及其混乱品种的鉴别［J］．首都医药，2011，18（19）：43.

［42］ 杨月妍．五味子南五味子及易混伪品鉴别［J］．实用中医内科杂志，2008（2）：70.

［43］ 孙保明，周红超．西红花及其伪品的生药鉴别［J］．中国药业，2012，21（4）：79.

［44］ 国家中医药管理局《中华本草》编委会．中华本草［M］．上海：上海科学技术出版社，1998．

［45］ 裴鉴，周太炎．中国药用植物志［M］．北京：科学出版社，1964．

［46］ 王国强．全国中草药汇编：第3版［M］．北京：人民卫生出版社，2014．

［47］ 中国科学院中国植物志编辑委员会．中国植物志［M］．北京：科学出版社，2004．

［48］ 冯耀南．中药材商品规格质量鉴别［M］．广州：暨南大学出版社，1995．

［49］ 肖培根，连文琰．中药植物原色图鉴［M］．北京：中国农业出版社，1999．

［50］ 张贵君．现代中药材商品通鉴［M］．北京：中国中医药出版社，2001．

［51］ 曲晓波，李军德，黄璐琦．中国药用动物志：第2版［M］．福州：福建科学技术出版社，2013．

［52］ 李军德，黄璐琦，李春义．中国药用动物原色图典［M］．福州：福建科学技术出版社，2014．

［53］ 李建生，高益民，卢颖．中国动物药现代研究［M］．北京：人民卫生出版社，2010．